PSYCHOLOGIE DES ICH

PSYCHOLOGIE DES ICH

Anthroposophie

Psychotherapie

Wolf-Ulrich Klünker, Johannes Reiner,
Maria Tolksdorf, Roland Wiese

VERLAG FREIES GEISTESLEBEN

ISBN 978-3-7725-2741-8

2., durchgesehene und verbesserte Auflage 2021

Verlag Freies Geistesleben
Landhausstraße 82, 70190 Stuttgart
www.geistesleben.com

Umschlag: Thomas Neuerer, unter Verwendung
eines Bildes von Karl Friedrich Schinkel (1781–1841):
Die Nacht zieht über den Golf von Neapel (1834), akg-images
Druck: CPI books GmbH, Leck
Printed in Germany

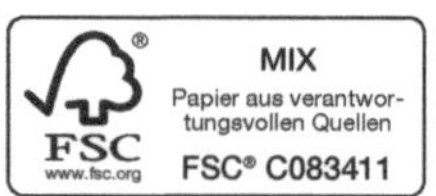

Inhalt

Vorwort zur zweiten Auflage 7
Vorwort zur ersten Auflage 9

Lebensstruktur des Ich 13
Menschenkundliche Ausgangspunkte (Johannes Reiner)

Weltbezug des Ich 39
Subjektivität und Individualität (Roland Wiese)

Erfahrung des Ich 58
Ein Übungsansatz (Roland Wiese)

Anthroposophische Leitsätze 11–16 79

Veränderungen des Ich 82
Begleitung von Kindern und Jugendlichen (Maria Tolksdorf)

Psychotherapie des Ich 96
Begleitung von Erwachsenen (Johannes Reiner)

Wissenschaft des Ich 140
Erkenntnisgrundlagen und Geschichte einer
neuen Psychologie (Wolf-Ulrich Klünker)

Verwendete und weiterführende Literatur 185

Über die Autoren 191

Vorwort zur zweiten Auflage

Fünf Jahre nach dem Erscheinen der ersten Auflage blicken wir in gewisser Hinsicht «existentieller» auf das Selbstverständnis des Menschen, gerade auch in der Perspektive einer Ich-Psychologie. Durch die Erfahrungen der Corona-Pandemie stellt sich nämlich nicht nur die Frage nach Immunität, sondern auch die nach dem Verhältnis von Individualität und Immunität.

Die Beziehung zur Luft akzentuiert den Menschen in seiner Ich-Individualität. Äußere Luft wird nach innen eingeatmet, innere nach außen ausgeatmet. Die Luft aktiviert in der individuellen Atemgestaltung das Spektrum von Beengung und Erweiterung, von Angst und Befreiung. Im Atem berühren sich die seelische und die leibliche Existenz – und auch die geistige Ich-Dimension als Grundlage und Ziel seelisch-leiblicher Entwicklung. Die Herausforderungen der Corona-Pandemie zeigen die existentielle Bedeutung einer zukünftigen Psychologie des Ich an den Grenzen und Übergängen von Leib, Seele und Geist.

Die vorliegende Veröffentlichung möchte erste Grundlagen einer solchen Psychologie des Ich formulieren, und zwar sowohl für die Therapie als aber auch in den methodischen Grundlagen. Dezidiert wird nach der Bedeutung der anthroposophischen Menschenkunde für eine zukunftsfähige Psychologie und Psychotherapie gefragt. Leitend ist dabei die Überzeugung, dass therapeutische Wirkungen nicht erst in der praktischen «Anwendung», sondern bereits in den wissenschaftlichen Grundlagen selbst, also im Denken über den Menschen, zu suchen sind.

Uns ist bewusst, dass manche unserer Begriffe an eine ältere Terminologie anknüpfen, die in den letzten Jahrzehnten der Entwicklung von Psychologie und Psychotherapie überwunden schien. Die folgenden Beiträge bemühen aber keine wissenschaftliche oder therapeutische Vergangenheit. Sie versuchen vielmehr, die Perspektiven einer Zukunft zu entwerfen; zukünftig könnte nämlich die psychologische Gegenwart mit ihrem Verlust der Differenzierung von Leib, Seele und Geist und ihrem Verzicht auf den Ich-Begriff rückblickend als problematische wissenschaftshistorische Episode erscheinen. Denn ein Denken in diesen Zusammenhängen wirkt fast revolutionär – indem es die Verbindung des Ich mit dem Leib, mit der Natur und mit dem anderen Menschen erschließt und damit vom zentralen zum peripheren Ich gelangt. Die Beziehung von zentralem und peripherem Ich wäre in einer späteren Publikation genauer auszuführen; sie ist aber in den vorliegenden Beiträgen bereits angelegt.

Wie vor fünf Jahren möchten wir unser Buch, das an manchen Stellen leicht überarbeitet wurde, als eine erste methodische Anregung in der angedeuteten Richtung verstehen: für alle, die empfinden, dass ein profundes Ich-Verständnis wissenschaftlich wie therapeutisch erlösend und befreiend wirken kann.

Berlin, im Mai 2021

Wolf-Ulrich Klünker, Johannes Reiner,
Maria Tolksdorf, Roland Wiese

Vorwort zur ersten Auflage

Die Autoren dieses Buches wurden von der Frage nach dem Ich zusammengeführt: Wie können in dem großen Wirkungsraum, den das kleine Wort «Ich» eröffnet, Strukturen und Dimensionen erkannt werden, die für eine zukunftsfähige Psychologie und für die psychotherapeutische Arbeit relevant sind? In Gesprächen zu Möglichkeiten der Ich-Differenzierung entwickelte sich eine fruchtbare Zusammenarbeit. Wir trafen uns mehrfach in Berlin, stellten uns unsere menschenkundlichen und therapeutischen Herkunftsorte, unsere Arbeitsansätze, unsere Problemstellungen und unsere Impulse zum Weiterdenken dar; allerdings unterschieden sie sich und schienen sich zunächst nur zur Gegenüberstellung und gegenseitigen Konturierung zu eignen. In einem kritischen Moment unserer Gespräche wurde unser gemeinsames Projekt dann durch den Tätigkeitsbegriff «ineinanderweben» gerettet. Dieser Begriff wurde für uns zu einem Zauberwort, das uns einen neuen Schaffensraum öffnete: unsere individuellen Gedankenfäden fügten sich zu einem Gewebe, das als Ganzes mehr ist als seine Teile.

Goethe verwendete in seinem *Märchen von der grünen Schlange und weißen Lilie* für eine solche Verlebendigung im Gespräch den Begriff des Erquickens.[1] Im sprachlichen Wirkungsraum, den das Wort Erquicken eröffnet, ist Aufwecken,

1 «Was ist herrlicher als Gold? – Das Licht. – Was ist erquicklicher als Licht? – Das Gespräch.» Goethe, J. W.: *Das Märchen von der grünen Schlange und der schönen Lilie*. Stuttgart: Verlag Freies Geistesleben; [13]2011, S. 21.

Erfrischen, Neu- und Bewusstwerden zu finden. Diese Empfindung gab uns im Verlauf unserer weiteren Gespräche Mut und Orientierung, und so entstanden die hier dargestellten Aspekte einer Psychologie des Ich: einer im obigen Sinne erquickten, erquickenden und bewusstseinserwachten Psychologie.

Die Bezeichnung «Ich-Psychologie» wurde ursprünglich in der frühen Psychoanalyse geprägt.[2] Die Anthroposophie Rudolf Steiners und die Psychoanalyse Sigmund Freuds waren Parallelentwicklungen im ersten Viertel des 20. Jahrhunderts.[3] Steiner hat sich zwar vielfach kritisch auf die Psychoanalyse bezogen, ihr aber in der Intention zugestimmt, methodisch Bewusstsein und damit Autonomie des Ich gegenüber früher Unbewusstem zu ermöglichen. Das Verhältnis von menschlicher Seele und individuellem Ich soll in der Anthroposophie aus der Beziehung von Leib, Seele und Geist *begriffen* und – hierin besteht eine methodische Besonderheit – in diesem Begreifen auch *konstituiert* werden. In einer solchen Perspektive auf das Ich sind «Psychoanalyse» und «Psychosynthese» nicht zu trennen. Wir sehen die Psychologie des Ich als Aufgabenstellung für eine zukunftsfähige Psychologie und für eine Psychotherapie der freien Individualität. Das vorliegende Buch soll aus der Perspektive der anthroposophischen Menschenkunde einen Beitrag zu dieser Aufgabe leisten.

Unser Anliegen besteht darin, einige Grundlagen einer in

2 Hier sind vor allem Arbeiten von Anna Freud (*Das Ich und die Abwehrmechanismen;* 1936) und von Heinz Hartmann (*Ich-Psychologie und Anpassungsproblem;* 1939), aber auch von Sigmund Freud selbst (*Das Ich und das Es;* 1923) zu nennen.

3 Zum Verhältnis von Psychoanalyse und Anthroposophie: Klünker, W.-U.: *Selbsterkenntnis und Selbstentwicklung. Zur psychotherapeutischen Dimension der Anthroposophie.* Stuttgart: Verlag Freies Geistesleben; [2]2003, (insbes. Kap. V).

diesem Sinne gleichsam «Ich-basierten» Psychotherapie zu formulieren, durchaus auch vor dem Hintergrund des jüngsten Diskurses um Individualität.[4] So finden sich auf den folgenden Seiten menschenkundliche Überlegungen und Kasuistiken zur therapeutischen Arbeit mit einem differenzierten Ich-Begriff (Johannes Reiner); die Beschreibung eines heilsamen Entfaltungsraumes der Ich-Gegenwärtigkeit in Kindheit und Jugend (Maria Tolksdorf); die begrifflich-therapeutische Weiterarbeit mit von Rudolf Steiner aufgezeigten Ich-Dimensionen (Roland Wiese) sowie eine Darstellung geistesgeschichtlicher Entwicklung der Wissenschaft vom Ich mit Zukunftsaspekten des 21. Jahrhunderts (Wolf-Ulrich Klünker).

Das Ineinanderweben unserer Darstellungen kann nur gelingen, wenn der Leser in entsprechender Intention tätig und wohlwollend mitwirkt. Dann vermag das Buch vielleicht – so hoffen wir – in einem ersten Schritt eine Bewusstseinsschicht anzuregen, die für Psychologie und Psychotherapie eine Erweiterung durch ein entwicklungsfähiges Verständnis des Ich ermöglicht.

Berlin, im Juni 2016

Wolf-Ulrich Klünker, Johannes Reiner,
Maria Tolksdorf, Roland Wiese

4 Beispielsweise: Gabriel, M.: *Ich ist nicht Gehirn. Philosophie des Geistes für das 21. Jahrhundert*. Berlin: Ullstein; 2015; Staemmler, F.-M.: *Das dialogische Selbst. Postmodernes Menschenbild und psychotherapeutische Praxis*. Stuttgart: Schattauer; 2015.

Lebensstruktur des Ich

Menschenkundliche Ausgangspunkte

Johannes Reiner

Zwei oder Drei

Verbinden und Lösen, Wachen und Schlafen sind zwei abgrenzbare Daseinsformen unseres Bewusstseins: wach sein ist unser Tageszustand, nicht wach sein ist unser Nachtzustand. Wach sein heißt, dass «in richtiger Weise»[5] Leib, Seele und Geist miteinander verbunden sind. Nicht zu locker, denn dann grenzt unser Bewusstseinszustand an Schlaf und andere Formen des Nicht-bei-sich-Seins wie in der Psychose; nicht zu fest und verhakt in ihrer Verbundenheit, denn auch dann können sich Formen von Erkrankungen, beispielsweise Schmerz oder Depression, entwickeln. Der Zustand des Schlafes selbst ist sowohl für unsere körperliche Gesundheit und deren Regeneration als auch für unsere seelische Verfassung im Hinblick auf ihre tieferen geistig-spirituellen Impulse, aus denen heraus wir leben, existenziell erforderlich.

Wenn wir abends körperlich müde ins Bett gehen, die Augen schließen,[6] um in den Zustand des Schlafes zu sinken oder zu fallen, kommen wir wieder zu körperlichen und seelischen

5 Steiner, R. und I. Wegman: *Grundlegendes für eine Erweiterung der Heilkunst nach geisteswissenschaftlichen Erkenntnissen* (GA 27). Basel: Rudolf Steiner Verlag; 2014, S. 102.

6 Nicht nur die Augen, das Sehorgan, auch die anderen Sinnesorgane brauchen Ruhe.

Kräften, die uns im Idealfall, in der Realität jedoch mal mehr oder mal weniger, morgens beim Aufwachen wieder erfrischt in den neuen Tag gehen lassen. Der Leib kann sich nachts ungestört von Sinneswahrnehmungen und von den seelischen Aktivitäten des Denkens, Fühlens und Wollens erholen und so seine Kräfte aufbauen.

Um nachts schlafen zu können, müssen wir vor allem eines tun: loslassen, also nichts tun, ohne Tun sein. Es erfordert Mut, sich in die Nacht fallen zu lassen und die Bewusstseinskontrolle über die körperlichen und seelischen Zustände aufzugeben, es braucht für diesen Schritt ins Nichts ein großes Maß an Vertrauen und das Gefühl von Geborgenheit, vermittelt durch andere, oder in sich selbst. Menschen, die sich in innerlichen oder äußerlichen Zuständen der Verunsicherung befinden, haben deshalb erhebliche Einschlafstörungen und sind gequält durch eine nicht konstruktive Art des Denkens, wir nennen es Grübeln, da es zwar in die Tiefe der irdischen Probleme und Sorgen führt, meist aber nicht zu einer Erhellung und zu weiterführenden Gedanken.

Was aber geschieht mit Seele und Geist während der Nacht, wo sind sie und woher erhalten sie ihre neuen Impulse? Kindern sagt man, die Seele sei nachts im Himmel. Was ist damit gemeint, und wie lässt sich das für Erwachsene übersetzen? «Himmel» kann zunächst als Zustand des «Nicht-Erde-Seins» definiert werden, also ein nicht Festes, nicht Fassbares. Dort ist der Aufenthaltsbereich des Übersinnlichen und Geistigen, und um dahin zu gelangen, muss die Seele im Schlaf aufsteigen, im Gegensatz zum In-den-Schlaf-Sinken des Leibes.

Losgelöst vom Körper, und fast ungestört von Sinneswahrnehmungen, kann sich die Seele mit ihrem Denken, Fühlen und Wollen «im Himmel» ungestört entfalten – aber eben ohne Tätigkeitswerkzeuge, denn der Körper schläft ja, wenngleich er manchmal mit Armen oder Beinen zuckt, manchmal sogar schlafwandelt und im Schlaf erschrickt. Außerdem gibt es noch eine andere typische Form der nächtlichen Körperbewegung – die schnellen Augenbewegungen im REM-Schlaf (Rapid-Eye-Movement) –, die mit seelischen Verarbeitungsvorgängen korrelieren und in Verbindung mit Traumphasen stehen, also dem Eintauchen in Bilderwelten in unserem Innern.

Im Vorwort des Buches *In der Nacht sind wir zwei Menschen – Arbeitseinblicke in die anthroposophische Psychotherapie*[7] sind die Daseinszustände des Menschen im Schlaf näher beschrieben: Der eine Mensch ist der schlafende Leib, der sich regeneriert, der zweite Mensch ist Seele und Geist, die gemeinsam durch die Sphäre der Traumbilderwelt gehen und manchmal Reiseandenken in Form von erinnerten Traumsequenzen mitbringen.

Der Schlaf ist für die Seele idealerweise ein körpergrenzenloses Freisein und Aufsteigen in eine Sphäre des anderen Bewusstseins, aus der sie Freude, Glück und neue Impulse schöpft. Wenn wir morgens zurück in diesen Raum hineinlauschen, aus dem unsere Seele beim Aufwachen zu uns kommt, können wir neben Traumerinnerungen manchmal auch noch einen Hauch von dieser Freude und diesem Glück spüren und uns davon in den Tag hineintragen lassen, in den neuen Tag mit neuen Impulsen, die rein, stark, freudig und klar sein können. Wir wünschen uns, dass sich dies in der Alltagswirklichkeit häufiger so ereignet, wir bei schwierigen Angelegenheiten in die Nacht gehen, glücklicherweise gut

7 Reiner, J. (Hrsg.): *In der Nacht sind wir zwei Menschen. Arbeitseinblicke in die anthroposophische Psychotherapie*. Stuttgart: Verlag Freies Geistesleben; 2012.

schlafen und am nächsten Morgen klar wissen, was zu tun ist, und die Kraft, dies umzusetzen, auch verspüren. Immer wieder erfahre ich von Patienten, die sich in Lebensschwierigkeiten oder Krankheit befinden, dass sie nachts träumen, gesund zu sein, und mit dieser Zuversicht aufwachen. Über kurz oder lang wird dieses Glück aber von den Sorgen und Schwierigkeiten des Alltags eingeholt, in denen diese nächtlichen Stärkungsimpulse dahinschmelzen.

Wenn man Wachsein als Zustand des Bewusstseins definiert und Schlafen als Zustand des Unbewusstseins, so besteht zwischen diesen beiden Daseinszuständen keine absolute Grenze, sondern es gibt fließende graduelle Übergangszustände. Das Unbewusste kann sich in den Zustand des Wachseins hineinschieben und Zustände der reduzierten Wachheit hervorrufen, die sich bis zu psychotischem Erleben steigern können. Das Wachbewusstsein kann in den Zustand des Schlafes vordringen, was in gesteigerter Form zum nächtlichen Aufwachen führt, insbesondere wenn ein generell gesteigertes Bewusstseinsniveau in Form von Angst vorliegt.

Wird Ich-Individualität jedoch in der Dualität von Tagmensch und Nachtmensch vollständig erfasst oder gibt es einen weiteren, gleichsam «dritten Menschen»? Dieser würde dann den Widerspruch von Tag und Nacht «aufheben» – im Sinne der Philosophie Hegels in der dreifachen Bedeutung des «aufgehoben werdens»: 1. aufbewahrt und weiter existierend, 2. auf eine höhere Ebene gebracht und 3. zunächst erloschen und dann verwandelt in ein Vorher und Nachher als Entwicklungsimpuls.

In bewusster Weise kann durch die Tätigkeit der Meditation Zugang zu der Sphäre des Unbewusstseins möglich werden. Sie versucht den Zustand eines möglichst leibfreien Seins, eines äußerlich wahrnehmungsfreien Seins zu erreichen, unter anderem dadurch, dass die Augen als Eintrittspforte von Sinneswahrnehmungen geschlossen sind. Wichtig sind dann das Erfülltsein von der Grundstimmung des Friedens, der Ruhe, der Wärme, des Lichtes – und der Mut, in dieses Nichts hineinzugehen, ohne zunächst etwas zu sehen, um dann erst langsam Umrisse von dem in diesem inneren Raum Vorhandenen wahrzunehmen.

Es ist ein meditativer und kontemplativer Weg, der Erkenntnisse in der Sphäre des Ich ermöglicht. Die Forschung mit der kontemplativen und meditativen Methode, wie sie Arthur Zajonc[8] beschreibt, erkennt drei Daseinsgebiete des Ich. Neben Wachsein und Schlafen ist es der Daseinszustand, in dem wir uns nach dem Tod und vor einer neuen Geburt befinden, die Kontinuität des Ich über die Reinkarnationen vorausgesetzt.

Für mich hat es sich zur Erlangung von Einfachheit und Klarheit bewährt, die Ich-Dimensionen in den Bereichen 1. Tag, Wachen; 2. Nacht, Schlafen und 3. in unserer nachtodlichen und vorgeburtlichen, also ewigen Existenz, zu verorten.

Ich bin: wach
Ich bin: schlafend im leiblichen Schlaf und seelischer Freiheit
Ich bin: ewig im Bereich zwischen Tod und Neugeburt.

Zwischen diesen Bereichen gibt es Grenzzonen. Zwischen Wachen und Schlafen sind dies Einschlafen und Aufwachen. Das Erden-Ich stößt jeden Tag an diese Grenzen. Diesseits der Grenze ist das wache Ich-Bewusstsein, jenseits der Grenze, im Schlaf, aber auch in der Narkose oder im Koma, ist das Be-

8 Zajonc, A.: *Aufbruch ins Unerwartete. Meditation als Erkenntnisweg.* Stuttgart: Verlag Freies Geistesleben; [3]2020.

wusstsein des Erden-Ich aufgehoben, tritt erst beim Aufwachen wieder zutage. Die Unterbrechung des Bewusstseins im Schlaf, bei gleichzeitiger Kontinuität, ist bewusstseinswissenschaftlich ein noch nicht gelöstes Rätsel. Rudolf Steiner gibt dafür eine Lösung durch den Verweis auf die unterschiedliche Konsistenz von Bild und Abbild: «Wie kann das überhaupt sein, dass wir es mit jener unterbrochenen Linie zu tun haben, dass das Ich-Bewusstsein im Schlaf immer abreißt? Das kommt davon her, dass das, was wir als Mensch von dem Ich haben, nur der Gedanke, nur die Vorstellung des Ich ist. Und weil alle Vorstellungen beim Schlafen in die Finsternis der Bewusstlosigkeit hinuntersinken, so tut es auch der Gedanke des Ich. Der sinkt mit hinunter. Der Umstand, dass er mit der Vorstellungswelt versinkt, zeigt uns, dass wir in dem Ich ... ein Abbild haben von etwas, von dem wir reden, wenn wir ‹Ich› sagen, das sich uns aber nur im Bilde zeigt.»[9] Bedeutet dies, dass die Existenz unseres Erden-Ich im Schlaf aufgehoben ist und dass anstatt dessen unser höheres Ich in der Nacht leuchtet? Kann mein Erden-Ich, im Schlaf die Leiter zum höheren Ich hinauf- und im Aufwachen wieder hinuntersteigend, Botschaften aus der übersinnlichen Ebene des höheren Ich mitbringen? Sind das die Träume?

Dieser Sprung von einem niederen Ich zum höheren Ich kann als eine «geistige Tat»[10] bezeichnet werden und der Verlust des wachen Ich-Bewusstseins mit einem «wirklichen Sprung über den weltlichen Abgrund», wie er in unbewusster Form bei jedem Menschen im Moment des Einschlafens

9 Steiner, R.: *Der Mensch im Lichte von Okkultismus, Theosophie und Philosophie* (GA 137). Dornach: Rudolf Steiner Verlag; 1999, (Vortrag vom 7.6.1912).

10 Prokofieff, S. O.: *Das Rätsel des menschlichen Ich*. Dornach: Verlag am Goetheanum; 2013, S. 23.

geschieht.[11] So sind wir also jeden Abend Grenzüberschreiter von der sinnlichen Tageswelt in die übersinnliche Nachtwelt – und jeden Morgen in umgekehrter Weise.

Es gibt eine zweite Grenze, die wir jedoch nicht zweimal am Tag überschreiten – vom Wachen zum Schlafen und vom Schlafen zum Wachen –, sondern zweimal im Leben: vom Leben in den Tod, und vom Tod in das Leben. Beschreibungen von Übertritten dieser Grenze liegen in Form von Berichten über Nahtoderfahrungen vor. Sie sind inzwischen in beachtlicher Anzahl vorhanden.[12] Ungezählt sind die Menschen, die Erlebnisse von Nahtoderfahrungen hatten – denken wir an die Soldaten im Ersten und Zweiten Weltkrieg und in den zahlreichen Kriegen, die seitdem stattfanden (Golfkrieg, Irakkrieg, Jugoslawienkrieg, Afghanistankrieg usw.), oder an Menschen, die sich im Rahmen von Unfällen oder Operationen im Bereich der Grenze zwischen Leben und Tod befanden. Menschen, die dies erlebt haben, berichten einhellig über

11 Rudolf Steiner in einem Vortrag vom 30. August 1913 in *Die Geheimnisse der Schwelle* (GA 147): «Aber es ist eben etwas ganz anderes, mit vollem Bewusstsein sein Erinnerungs-Ich der Vernichtung, dem Vergessen, dem Abgrund anheimzugeben, wirklich eine Weile zu stehen in der geistigen Welt am Abgrund des Seins gegenüber dem Nichts als Nichts. Es ist das erschütterndste Erlebnis, das man haben kann, und man muss mit großem Vertrauen an dieses Erlebnis gehen. Um als Nichts an den Abgrund zu gehen, ist es notwendig, dass man das Vertrauen hat, dass einem aus der übergeistigen Welt dann das wahre Ich entgegengebracht wird. Und das geschieht. (...) So ist ein innerliches Erleben, das aufsteigt zur übergeistigen Welt, das Erleben einer völlig neuen Welt am Abgrund des Seins und das Empfangen des wahren Ich aus dieser übergeistigen Welt am Abgrund des Seins.»

12 Moody, R. A.: *Das Licht von Drüben*. Reinbek: Rowohlt; 1989. Eadie, B. J.: *Licht am Ende des Lebens*. München: Knaur; 1994. Hillringhaus, F. H.: *Brücke über den Strom*. Schaffhausen: Oratio; 2014. Lommel, P. v.: *Endloses Bewusstsein*. Ostfildern: Patmos; 2009.

Wahrnehmungen von Licht und Liebe, Erfahrungen, die wir in unserer Kultur als «Christus» bezeichnen, Christus, der Lehrer der Menschenliebe.

Schwierig und verwirrend ist die Terminologie dieser verschiedenen Ich-Zustände. Für das Wachsein mit Wachbewusstseinszustand sind folgende Begriffe in der anthroposophischen Literatur in Anwendung: Erden-Ich, irdisches Ich, gewöhnliches Ich, erstes Ich, vergängliches Ich, physisches Ich. Von Rudolf Steiner werden «Ich» und «Selbst» meist synonym gebraucht. Für das Schlafen mit Schlafbewusstseinszustand werden verwendet: höheres Ich, Selbst, Nacht-Ich, unbewusstes Ich, nicht-räumliches Ich. Für unsere Existenz nach dem Tod und vor der Geburt, die Existenz dieses Daseinsraumes ist in der Anthroposophie unbestritten, gibt es die Begriffe: ewiges Ich, nicht-räumliches und nicht-zeitliches Ich, allumfassendes Ich, immerseiendes Ich. Kein Leichtes, sich von der Fülle der verschiedenen Begriffe nicht irritieren zu lassen, zumal Differenzierungen und Benennungen des Ich-Bereichs natürlich auch in nicht-anthroposophischen Philosophien und Terminologien sowie der Psychoanalyse vorgenommen werden.

Exkursion in Grenzgebiete

Grenzen (Erkenntnisgrenzen, Bewusstseinsgrenzen) zu überschreiten ist ein menschliches Grundbedürfnis, ein Impuls zur Freiheit und Selbsterkenntnis. So schrieb mein ältester Sohn während einer Südamerikareise in sein Tagebuch:

«Grenzen – in der Atacamawüste/Chile

Sand, Salz, Steine und Trockenheit – die Atacamawüste ist kein sehr lebensfreundlicher Ort. Und doch strahlt ihre Kargheit eine faszinierende Schönheit aus: diese Weite, diese Formationen und Farben, diese Kraft und Brutalität der Natur. An diesen Orten der Extreme sind die Erlebnisse sehr direkt – man kann der Natur nicht ausweichen, sie ist einfach da, bestimmt das Leben und umgibt uns. Der Dunst der Zivilisation ist verschwunden, alles ist reduziert und klar. Man kann und muss sich auf sich selbst konzentrieren. Die äußeren Grenzen regen Gedanken über die inneren Grenzen an: Wie weit kann ich gehen? Wie beeinflussen sie mich persönlich und auch andere? Wie werde ich durch sie definiert? Grenzen sind Hindernisse und Umkehrpunkte. Doch strahlen sie genau deshalb eine ungemeine Faszination aus: Man dringt bis zu ihnen vor, will sich an ihnen messen und hofft, sie schließlich zu überwinden.»

Wo sind die Erkenntnis- und Bewusstseinsgrenzen des modernen Menschen? Wenden wir uns zur Beantwortung dieser Frage von heute, dem Beginn des 21. Jahrhunderts, den Anfängen der Philosophie zu. Der antike griechische Philosoph Platon (427-347 v. Chr.) hat in seinem «Höhlengleichnis»[13] eine «rationale Visualisierung»[14] der Erkenntnis- und Bewusstseinssituation des (damaligen) Menschen geschaffen. Er beschreibt die Menschen als in einer Höhle gefesselte Wesen, die die Erkenntnisgegenstände lediglich als deren Schatten an einer Wand wahrnehmen können. Es ist ihnen unmöglich, die Erkenntnisgegenstände selbst zu sehen. Aufgrund ihres Zustandes des Gefangenseins können sie auch nicht aufstehen, sich nicht umdrehen, nicht ins Licht in Form eines Feuers blicken, durch dessen Schein die Schatten der Gegenstände hervorgebracht werden, die den in der Höhle gefangenen Menschen als Wahrnehmungsobjekt dienen. Eine den

13 Platon: *Der Staat, Buch VII*, 514a-517a.

14 Kytzler, B.: *Platons Mythen*. Frankfurt am Main: Insel Verlag; 1997, S. 183.

in der Höhle Gefangenen unmögliche Anstrengung und ein Umwenden auf einer höheren Ebene würde es bedürfen, um nicht nur das Feuer, sondern die Sonne selbst als alles Lichtes Ursprung zu sehen.

Was würde geschehen, wenn sich doch ein in Unfreiheit Gefangener aus seinen Erkenntnisfesseln lösen könnte? Hören wir hierzu Platon selbst: «Wenn einer entfesselt wäre und gezwungen würde, sogleich aufzustehen, den Hals umzudrehen, zu gehen und gegen das Licht zu sehen, und, indem er das täte, immer Schmerzen hätte und wegen des flimmernden Glanzes nicht recht vermöchte, jene Dinge zu erkennen, wovon er vorher die Schatten sah: Was, meinst du wohl, würde er sagen, wenn ihm einer versicherte, damals habe er lauter Nichtiges gesehen, jetzt aber, dem Seienden näher und zu dem mehr Seienden gewendet, sähe er richtiger, und, ihm jedes Vorübergehende zeigend, ihn fragte und zu antworten zwänge, was es sei? Meinst du nicht, er werde ganz verwirrt sein und glauben, was er damals gesehen, sei doch wirklicher, als was ihm jetzt gezeigt werde? ... Und wenn man ihn gar in das Licht selbst zu sehen nötigte, würden ihm wohl die Augen schmerzen und er würde fliehen und zu jenem zurückkehren, was er anzusehen imstande ist, fest überzeugt, dies sei weit gewisser als das Letztgezeigte? ... Und, wenn ihn einer mit Gewalt von dort durch den unwegsamen und steilen Aufgang schleppte und nicht losließe, bis er ihn an das Licht der Sonne gebracht hätte, wird er nicht viel Schmerzen haben und sich gar ungern schleppen lassen? Und wenn er nun an das Licht kommt und die Augen voll Strahlen hat, wird er nichts sehen können von dem, was ihm nun für das Wahre gegeben wird? Gewöhnung also, meine ich, wird er nötig haben, um das Obere zu sehen. Und zuerst würde er Schatten am leichtesten erkennen, hernach die

Bilder der Menschen und der andern Dinge im Wasser, und dann erst sie selbst.»[15]

Platons Sprachkraft fasziniert noch immer. Er war ein Meister der Verbildlichung (Verräumlichung) und Verzeitlichung von Gedanken. Wunderbar von ihm beschrieben die Schritte, die es zur (inneren) Freiheit des Menschen bedarf: Ich muss aufstehen, ich muss mich erheben, ich muss eine untere von einer oberen Welt unterscheiden. Ich muss mich umdrehen und damit meine Blickrichtung ändern. Ich muss in einen hinteren Raum blicken, der Vergangenheit und Zukunft zugleich ist. Ich muss beginnen zu gehen, also mich bewegen, beweglich werden. Ich muss dahin blicken, wo ich nichts erkennen kann, wo ich jedenfalls zunächst nichts erkennen kann und ich vor allem Schmerzen empfinde bis ins Körperliche. Ich muss aushalten, in dieser Zone allmählich anderes zu sehen, als was ich vorher sah, das vorher nicht Gesehene wahrnehmen und ernst nehmen lernen. Und dann noch eine weitere Stufe höher gehen und vor lauter strahlendem Licht wieder nichts sehen können, und erst durch langsame Gewöhnung in die Lage kommen, das Licht und die Quelle des Lichtes zu betrachten. Immer wieder bin ich fasziniert von dieser starken Schilderung der Mühen und Schmerzen des Erkenntnisweges!

Wie lässt sich dieses Höhlengleichnis in die Lebenssituation des 21. Jahrhunderts übertragen? Ist die Höhlenwand Platons, an der die Schatten der vom Feuer beleuchteten Gegenstände hin und her huschten, heute der Flachbildschirm eines Fernsehers oder eines Laptops, auf dem unsere digitale Bilderwelt erzeugt wird? Steht der Raum des Abgeschlossenseins, der sich um mich herum bildet, wenn ich

15 Nach Kytzler a.a.O., S. 185.

auf den Schirm starre, stellvertretend für die Höhle Platons? Bekomme ich die Gegenstände des wirklichen Lebens noch zu fassen, zu riechen, zu schmecken, zu tasten, zu erleben? Habe ich die Kraft, das platonische Feuer, das diese Schattenbilder auf der Höhlenwand – heute auf meinem Flachbildschirm – hervorruft, also die menschliche Kreativität, in mir selbst wahrzunehmen? Und kann ich darüber hinaus überhaupt noch eine Wahrnehmung davon haben, dass der Mensch mit seiner menschlichen Kreativität selbst auch einen außer seines Selbst liegenden Teil hat, der dadurch existiert, dass ich mich selbst nicht selbst erschaffen habe, sondern in Form des in mir liegenden Entwicklungspotenzials geschaffen wurde?

Mir scheint im Rahmen der Suche nach der Differenzierung des Ich ein noch kühnerer Blick auf das Höhlengleichnis möglich. Das Gleichnis kann wie ein Negativ zu einem Positiv komplett umgestülpt werden. Platons Höhle ist heute kein dunkler, feuchter Raum unter der Erde, sondern unsere alltägliche Lebenswelt, die kaum noch Dunkelheit kennt und durch künstliches Licht problemlos 24 Stunden am Tag, 7 Tage die Woche, 365 Tage im Jahr hell erleuchtet werden kann. Das, was wir da sehen, würde heute niemand als «Schatten» im Sinne Platons bezeichnen, sondern gerade als das, was wirklich ist, was unserer Wahrnehmung und insbesondere unserem Verstand zugänglich ist. Die Dunkelheit Platons ist unsere absolute Helligkeit, und unsere taghell erleuchtete Wirklichkeit ist Platons Schattenspiel in dunkler Höhle.

Platons Feuer dürfen wir uns überhaupt nicht als eine Art Lagerfeuer, Grillfeuer oder als den Schein einer Stirnlampe vorstellen. Wir müssen es ganz in uns hineinnehmen als ein inneres Feuer, als das, was in mir selbst Leuchtkraft erzeugt, also das eigentliche, wahre oder höhere Ich. Und Platons Sonne ist ebenso wenig unsere äußere Sonne, die morgens aufgeht und abends untergeht, was selbst schon eine Täuschung der Wahrnehmung ist: Die Sonne geht nicht auf und unter, sondern die Erde dreht sich, die Sonne bleibt, relativ zur Erde, fix stehen. Die platonsche Sonne müssen wir uns als eine in uns selbst strahlende Sonne vorstellen, aus der das Licht stammt, von dem Menschen mit Nahtoderlebnissen berichten. Es ist der alles verwandelnde Lichtraum, der in uns ist und den wir kaum in der Lage sind wahrzunehmen, obwohl er da ist. Erst im Angesicht der Todesnähe und des Todes, den wir als die größte Dunkelheit fürchten, wird er unserer Wahrnehmung zugänglich.

Für Platon war dies der Bereich der Ewigkeit oder «das Immerseiende». «Ewigkeit» ist der im deutschen Sprachgebrauch geläufige Begriff; ich verwende «ewig» in diesem Zusammenhang nicht mehr, da es in seinem Bedeutungsraum unzugänglich und durch kirchliche Sprachformulierungen stumpf geworden ist. «Das Immerseiende» mag als Begriff zunächst zwar etwas sperrig erscheinen, ist dafür aber letztlich geheimnisvoller und weckt Interesse. Noch passender wäre wohl «nicht-zeitlich und nicht-räumlich» als Übertragung von «ewig», dies ist aber sprachlich nur für Quantenphysiker akzeptabel.

Die Paradoxie unseres heutigen Lebens besteht darin, dass wir in unserem taghellen Alltagslicht am wenigsten von den wirklichen Geschehnissen – im Sinne von wahrnehmen – sehen können. Im Dunkel der Nacht, im Daseinszustand des Schlafes und des Traumes, kommen wir «mit dem Feuer, das in uns brennt», unserem höheren Ich, in Austausch, und in dem dunkelsten, dem schwärzesten, dem absoluten Nichts erscheint das wärmste und hellste Licht. Es ist ein genialer Vergleich Platons, dass, blicken wir direkt in die Sonne, wir wie erblinden und wir nur für kurze Momente diesen Anblick überhaupt ertragen können. Nur langsame Gewöhnung und eine geschulte Sichtweise lassen uns in diesem Bereich Umrisse erkennen.

25 Jahrhunderte nach Platons Tod und 21 Jahrhunderte nach Christi Geburt kann uns die Mehrdimensionalität unseres geistigen Seins unter Rückgriff und Neuübersetzung von Platons Höhlengleichnis zugänglich werden. Eines unterscheidet uns heutige Menschen von der damaligen Zeit: Platon war ein herausragender Mann, eine wahrhafte Einzelpersönlichkeit, denn sein Wissen konnte er nicht aus dem Internet oder aus anderen Quellen zusammentragen, er hat es selbst erkannt und erschaut. Heute können wir das alles wissen und nachlesen, letztlich hat fast jeder Mensch unseres Zeitalters Zugang zu Informationsquellen und kann aus dem vielen Wissen ein Bewusstsein bilden, zunächst ein auswendiges Bewusstsein. Denn Wissen allein führt noch nicht zu einem tieferen inneren Bewusstsein. Erst die Erfahrung, das Erleben, die Begehung von Grenzzonen bilden ein eigenes Bewusstsein, ein Bewusstsein seiner selbst. Wenn ich mir meiner bewusst bin, kann ich mir auch deiner oder ihrer bewusst werden und somit der ganzen Welt. Es ist dies das Bild des Kreises und der Lemniskate, das Maria Tolksdorf einer Patientin als ein Heilmittel gibt.[16]

Platon führt uns in seinem Höhlengleichnis direkt zu den Daseins- und Wahrnehmungsstufen, die uns Menschen möglich sind. Platon führt auch aus, was getan werden muss, um

16 Tolksdorf, M.: «Veränderungen des Ich», S. 94 f., in diesem Buch.

dieses Licht sehen zu können: sich aufrichten, sich umwenden, sich erheben. Wahrnehmen lernen, wo zunächst nichts wahrzunehmen ist.[17]

Die Kraft zu dieser «Wahrnehmung des Nichtwahrnehmbaren» und den Weg dorthin findet man durch Meditation und Kontemplation, für Interessenten in moderner und eindrücklicher Weise dargelegt von Arthur Zajonc in seinem Buch *Aufbruch ins Unerwartete*[18]. Dort ist auch beschrieben, warum der Zen-Buddhismus, hervorgegangen aus der Philosophie des Laotse[19], gerade auch bei Forschern und Wissenschaftlern, also rationalen Menschen, sich großer Beliebtheit und Akzeptanz erfreut: Kommt er doch ohne spezielle Inhalte und Bilder aus, zeigt Wege auf zur inneren Stille, zur erweiterten Wahrnehmung und zur inneren Kräftesammlung, um größere Erkenntnishürden überspringen zu können.

Meiner Erfahrung nach muss der Weg, den man selbst gehen kann in diesen Bereichen, zu den eigenen Vorerfahrungen und zu der eigenen inneren Orientierung passen und ist demnach immer individuell. Für mich haben sich als Basisübung die «six steps» und die Tagesrückschau bewährt.

17 Von dieser Situation handelt auch das ergreifende Lied: «Geh hin, wo Du nicht kannst, sieh, wo Du siehest nicht; hör, wo nichts schallt und klingt, so bist Du, wo Gott spricht.» Text: Angelus Silesius, Musik: Gustav Gundersen.

18 Zajonc, a.a.O.

19 Laotse (gest. 531 v. Chr.): *Das Buch vom Sinn und Leben*. Tao Te-King. Wiesbaden: Marix; ^{4}2010.

«Six steps in self-developement» lautet die englische Übersetzung der «Nebenübungen», die Rudolf Steiner 1904 verfasst hat.[20] Nebenübungen würde ich heute mit «Basisübungen zum Erreichen innerer Sicherheit» übersetzen. Was soll geübt werden?

Es sind fünf Grundfähigkeiten, die essenziell sind:

1. Meine Fähigkeit, Gedanken zu führen, also willentlich zu denken.
2. Meine Fähigkeit, aus mir selbst heraus frei Entschlüsse zu fassen und diese umzusetzen, also initiativ zu werden.
3. Meine Fähigkeit, Abstand vom Strudel der Ereignisse und der Emotionen zu nehmen und in innerer Ruhe zu bleiben.
4. Meine Wahrnehmung nicht auf das Schlechte und Schreckliche einzuengen, sondern sie für das Schöne und Gute zu weiten.
5. Mich innerlich zu öffnen, frei zu machen, unbefangen zu denken, zu fühlen und zu handeln.
6. Mit Ausdauer und Beharrlichkeit die fünf Fähigkeiten weiterpflegen und sie zur Ganzheit harmonisieren.

Andere Begrifflichkeiten für diese sechs Grundfähigkeiten sind: Gedankenkontrolle oder Konzentration, Initiativkraft oder Willensstärke, Gleichmut oder Gelassenheit, Positivität oder Bejahung und Unbefangenheit oder Offenheit sowie Beharrlichkeit, Ausdauer und Harmonisierung der fünf Eigenschaften.[21]

20 Steiner, R.: *Anweisungen für eine esoterische Schulung* (GA 245). Dornach: Rudolf Steiner Verlag; 1993. Ders.: *Six Steps in Self-Development*. London: Rudolf Steiner Press; 2010.

21 Schiller, H.: «Brücke und Tor in einem – Das Ich». In: *Anthroposophie weltweit*, 7-8 (2015), S. 10-11.

Die Übungen in Bezug auf diese Grundfähigkeiten werden von Rudolf Steiner an verschiedenen Stellen seines Werkes dargestellt, am meisten hat mich die Version angesprochen, die unter der Überschrift «Allgemeine Anforderungen, die ein jeder an sich selbst stellen muss, der eine okkulte Entwickelung durchmachen will» veröffentlicht wurde.[22]

In dieser Version wird zum einen dargestellt, dass man jede dieser Fähigkeiten, in der Reihenfolge 1 bis 5 aufbauend, einen Monat lang in den Mittelpunkt einer täglichen Besinnung stellt und somit nach 5 Monaten alle 5 Fähigkeiten in sich herangebildet hat, um dann im 6. Schritt, im 6. Monat, frei variabel, spielerisch, immer wieder eine andere Kombination dieser fünf Fähigkeiten in den Mittelpunkt seiner täglichen Besinnung zu stellen.

In der genannten Version wird zudem gedanklich zu den inneren Übungen jeweils eine Körperübung hinzugefügt, und diese erweitert die gedankliche Meditation jeweils um ein zugehöriges Körpergefühl. Dies erscheint mir von großer Bedeutung, denn ein Weg zur inneren Weiterentwicklung («six steps in self-developement») muss neben einem seelischen und geistigen Anteil auch einen leiblichen haben. Der seelische Anteil ist in diesen «Nebenübungen» zu finden, sie stärken und entwickeln wesentliche seelische Fähigkeiten, die es neben der eigentlichen Besinnung auf geistige Inhalte braucht, um diese erfassen zu können. Das Training geistiger Fähigkeiten ist das Zentrum von Meditation.[23]

Ein körperlicher Anteil kann zusätzlich in Körperdehnungs- oder Gymnastikübungen verschiedener Art bestehen.

22 Steiner, a.a.O., S. 15 ff. (siehe Anm. 20, GA 245).

23 Siehe auch Lowndes, Florin: *Die Belebung des Herzchakras. Ein Leitfaden zu den Nebenübungen Rudolf Steiners.* Stuttgart: Verlag Freies Geistesleben; [4]2020.

Eine die Lebendigkeit des Körpers in besonderer Weise anregende Methode sind Eurythmieübungen.[24]

Üb-Technik der six steps

1. Die erste Übung, Gedankenführung, besteht in der täglichen Konzentration auf einen möglichst einfachen Gegenstand und ausschließliches Zulassen von Gedanken, die mit diesem Gegenstand zu tun haben, in einem Zeitumfang von einigen Minuten, was relativ lang ist. Denke man nur daran, für den Zeitraum, den ein Ei zum Weichkochen braucht, nur Gedanken zuzulassen, die mit «Ei» zu tun haben. Die Übung wird dadurch abgeschlossen, dass man sich «das innere Gefühl von Festigkeit und Sicherheit», so Rudolf Steiner, voll zu Bewusstsein bringt, und zum Abschluss das Gefühl von Festigkeit und Sicherheit gedanklich in sein Hirn und Rückenmark «hineingießt». Es ist erfahrungsgemäß nicht leicht, einen Bezug dazu zu finden, Festigkeit und Sicherheit in Verbindung mit dem Zentralnervensystem zum Erleben zu bringen. Hierzu braucht es zunächst die Entwicklung eines Gefühls für Festigkeit und Sicherheit. Bei mir selbst findet sich dies am ehesten im Bereich von Ruhe und innerer Kraft. Es ist ein starkes Erlebnis, diese im Bereich des Denkens wahrnehmen zu können.

2. Beim Übaufbau folgt nun die zweite Fähigkeit – Initiativkraft. Hierfür wird am besten, so Steiner, eine unnötige und unnütze Tätigkeit ausgewählt, die ich auf jeden Fall

24 Für Anfänger und Fortgeschrittene sehr empfehlenswert ist das Übungsbuch von Karnieli, S.: *Wer sich bewegt, kommt zu sich selbst.* Basel: Futurum 2013, und von derselben Autorin: *Herzkräfte stärken durch Eurythmie,* Stuttgart: Urachhaus; 2020.

jeden Tag zu einem von mir selbst bestimmten Zeitpunkt durchführen kann. Schon die Auswahl ist interessant, und es braucht Kreativität, sich etwas Zweckfreies, nur von sich selbst gewähltes einfallen zu lassen, zum Beispiel den Zucker im Cappuccino mit dem Löffel gegen statt mit dem Uhrzeigersinn zu verrühren. Nach der vollzogenen Initiativhandlung mache ich mir meinen «inneren Tätigkeitsantrieb» bewusst und lasse dieses Gefühl des inneren Tätigkeitsantriebes «vom Kopf bis über das Herz herabströmen». Auch hier braucht es Geduld, bis sich dieses Gefühl so weit entwickelt, dass es greifbar und zu der ausgeführten Handlung im Körperraum zwischen Hirn und Herz hinzugefügt werden kann. Bei mir ist dieses Gefühl im Bereich von Stolz und Eigenwilligkeit zu finden.

3. Im nächsten Monat der Aufbauphase – innere Ruhe bewahren, Gleichmut entwickeln – geht es darum, sich von dem Durcheinander und Chaos, das ich in mir in meiner inneren Welt oder außer mir in der mich umgebenden Welt erlebe, nicht mitreißen zu lassen. Das geht nur durch die Schaffung von Distanz, innerlichem Zurücktreten, sich wie den Zuschauer einer Theateraufführung zu sehen, fest in sich selbst stehen bleiben. Das ist keine ganz leichte Übung, allerdings zeigt die Erfahrung, dass gerade der Übschritt individuell als schwer erlebt wird, der die Fähigkeit stärken soll, die noch nicht so gut vorhanden ist. Abgeschlossen wird diese Übung täglich dadurch, dass man innere Ruhe im Körper wahrnimmt und dieses Gefühl «vom Herzen in die Hände, in die Füße und in den Kopf ausstrahlen» lässt. Wenn es gelingt, ist das etwas ganz Schönes: Ich stelle der Unruhe und der Verwirrung, die mich anstecken und packen wollen, meine eigene Herzlichkeit entgegen, die in meine Extremitäten ausstrahlt und mich

anders als bisher mir und der Welt gegenüber handeln und gehen lässt. Im Kopf erzeugt dieses Gefühl bei mir Geduld und Humor, die gemäß einem arabischen Sprichwort die beiden Kamele sind, mit denen man jede Wüste durchqueren kann.

4. Im 4. Monat – Positives, Schönes wahrnehmen bei all dem Hässlichen und Schlechten – entwickelt sich im Übprozess ein Öffnen meiner Wahrnehmung für Geschehnisse, derer ich bisher nicht gewahr wurde. Naturgemäß neigt unsere Wahrnehmung, entwicklungsgeschichtlich sicher sinnvoll, zur Fokussierung auf das Problematische, das Gefährliche, das Fremde, das Bedrohliche. Wenn der mir gegenübersitzende Patient auf seinem Hemd einen, wenn auch ganz kleinen, Kaffeefleck hätte, wäre mein Auge unablässig in Gefahr, zu diesem Fleck hinzuwandern, und dieser Fleck würde sich meiner Wahrnehmung mehr einprägen als das insgesamt schöne und geschmackvolle Hemd meines Patienten. Auch werde ich von meinen Patienten immer wieder dafür bedauert, dass ich mir den ganzen langen Arbeitstag belastende Leidens- und Krankheitsgeschichten anhören muss. Ich bejahe dann, dass ich einen sehr schweren Job habe, füge dem aber hinzu, dass es auch eine sehr schöne Arbeit ist, in der ich jeden Tag Zeuge davon bin, wie Menschen alle ihre Willenskräfte aufbringen, um sich weiterzuentwickeln, und ihnen dies auch gelingt. Blickte ich nur auf das Leid meiner Patienten, so würde mich dies über kurz oder lang erdrücken. Wenn ich auf das verwirklichte Potenzial der Weiterentwicklung meiner Patienten blicke, so werde ich heiter und zuversichtlich. Diese überraschende Erweiterung meiner Wahrnehmung, nicht nur das Schlechte, sondern auch das Gute zu sehen, erzeugt, so Rudolf Steiner, ein leises Gefühl des Glücks. Bei mir mischt sich dieses subtile Glücksgefühl mit Dankbarkeit und Demut. Die

weitere Anweisung lautet, dieses Glücksgefühl im Herzen zu zentrieren, und man lasse es dann «vom Herzen in die Augen strömen, von den Augen in den Raum vor und um mich herum». Ganz sicher ist, dass mein Blick, erfüllt von dieser inneren Herzlichkeit, den mich umgebenden Raum nach und nach anders sieht und anders erfüllt.[25]

5. Der 5. Übschritt ist die Entwicklung der Unbefangenheit. Ich persönlich habe es damit am schwersten. Diese Übung ist allerdings am intensivsten dafür geeignet, sich für etwas zu öffnen, was bisher von mir gar nicht wahrgenommen oder vielleicht abgetan oder negiert wurde mit der inneren Haltung: «Das gibt es doch nicht, das kann doch nicht sein.»[26] Unbefangenheit in diesem Sinne heißt, ich räume die Möglichkeit ein, dass etwas anders sein kann, als ich es bisher gedacht oder erlebt habe. Ich verlasse die starren Gleise meiner bisherigen

25 Goethe, der Mann für jegliche Zitate, drückt dies in seiner wunderbaren poetischen Sprache im West-östlichen Diwan so aus: «Herr Jesus, der die Welt durchwandert/Ging einst an einem Markt vorbei;/Ein toter Hund lag auf dem Wege,/Geschleppet vor des Hauses Tor;/Ein Haufe stand ums Aas umher,/wie Geier sich um Äser sammeln./Der eine sprach: ‹Mir wird das Hirn/Von dem Gestank ganz ausgelöscht.›/Der andre sprach: ‹Was braucht es viel,/Der Gräber Auswurf bringt nur Unglück.›/ So sang ein jeder seine Weise,/Des toten Hundes Leib zu schmähen./Als nun an Jesus kam die Reih,/Sprach, ohne Schmähn, er guten Sinns,/Er sprach aus gütiger Natur:/‹Die Zähne sind wie Perlen weiß.›/Dies Wort macht den Umstehenden,/Durchglühten Muscheln ähnlich, heiß.» (J. W. Goethe: *West-östlicher Divan*. Frankfurt am Main: Insel Verlag; 1974, S. 166.)

26 Anders ausgedrückt: «Der Mensch hat eine besondere Begabung, das, was er in seinem Kopf vorfindet, wahrer anzusehen als das, was er mit den Augen sehen könnte, wenn er sie aufmachte.» Zitat überliefert von Manfred Rommel (1928–2013), dem früheren tiefsinnigen und wortwitzigen Stuttgarter Oberbürgermeister.

Wahrnehmungen und Gedankenstränge, verlasse dadurch meine festgefügten inneren Wahrnehmungs- und Denkstrukturen und nehme das, was mir begegnet, einfach so an, wie es ist. Ich versuche, meine Wahrnehmung und mein Denken einfach auf den Gegenstand oder den Menschen selbst zu richten und ihn unmittelbar wahrzunehmen, mich nicht von meinen Vorerfahrungen und Beschränktheiten fesseln zu lassen. Beim ausdauernden und geduldigen Üben wird mein Wahrnehmungsraum größer und er wird auch reicher, denn das Festgefügte, Bisherige, Tote wird als vielgestaltig und als lebendig erlebt. Die Übung schließt man jeden Tag dadurch ab, dass man die Wahrnehmung der Lebendigkeit seines Umraumes «innerlich in sich einströmen lässt» über die Sinnesorgane Auge und Ohr und den Wärmesinn der Haut.

Zusammenfassend die zu den Übschritten gehörenden Körperwahrnehmungen:

Gedankenführung: Festigkeit und Sicherheit strömen lassen vom Hirn ins Rückenmark.

Initiativkraft: Gestaltungskraft strömen lassen vom Kopf zum Herzen.

Gleichmut: Innere Ruhe vom Herzen ausgehend strömen lassen in Hände, Füße und Kopf.

Positivität: Leises Glücksgefühl strömen lassen vom Herzen in die Augen und von dort in meinen Umraum.

Unbefangenheit: Prickelnde Lebendigkeit aus meinem Wahrnehmungsumraum über meine Sinnesorgane wieder in mich einströmen lassen.

Gleichgewicht der Seele: Versöhnliche Stimmung, ruhiges Verständnis von Dingen als Grundstimmung.

Ich kann nur empfehlen, Steiner zu folgen und diese Übungen (six steps) in den Übungsschritten 1 bis 5 in der genannten Reihenfolge Monat für Monat wie dargestellt aufzubauen.

Denn ab dem 6. Monat, wenn ich von dem strengen Aufbau des Übplanes in die von mir selbst jeweils neu gewählte Kombination von zwei Übschritten für einen Monat gehe, zum Beispiel Gedankenführung plus Unbefangenheit für einen Monat ins Zentrum meines Trainings von Fähigkeiten rücke, entsteht ein «spielerisches Jonglieren» mit diesen Fähigkeiten. Dann fängt es wirklich an, Freude zu machen – dann, im musikalischen Vergleich gesprochen, spiele ich nicht nur einzelne Töne, sondern es entsteht Musik. Dieses «Musik machen» ist so schön, dass ich es nicht mehr lassen möchte, ich habe dann die Fähigkeiten gewonnen – während die Erfahrung zeigt, dass in der Aufbauphase der Übungen es einer erheblichen Willensanstrengung bedarf, um Tag für Tag über 5 Monate die Übungsschritte nach und nach aufzubauen. Die Praxis zeigt auch, dass es oft mehrerer Anläufe bedarf, um durch die Anfangsphase des Übens hindurchzukommen. Mir erscheint es zum Durchhalten wichtig und sinnvoll, sich von vornherein auf ein Sechs-Monats-Trainingsprogramm einzustellen.

Der dargestellte Schulungsweg, ein Training von Fähigkeiten, ist essenziell für eine (psycho-)therapeutische Arbeit auf Grundlage der Anthroposophie, aber auch sonst sind die genannten Fähigkeiten in gestärkter Form sehr hilfreich für die Selbstentwicklung. Diese «six steps in self-developement» führe ich nach Möglichkeit und nach Kräftezustand täglich, neben dem Achtgeben auf meinen körperlichen Zustand hinsichtlich Ernährung und Bewegung, aus. Hinzu kommen einzelne Eurythmieübungen, die immer wieder ein prickelndes Gefühl der Selbstwahrnehmung in mir auslösen und das Sich-immer-wieder-Besinnen auf geistige Inhalte – ich verwende lieber das Wort Besinnung als Meditation, es hat mit Sinnfindung und Sinnlichkeit zu tun –, das die Wahrnehmung von etwas mir bisher Verborgenen ermöglicht.

Eine zweite Form, sich des «Ich bin» bewusst zu werden, ist der innere Rückblick am Abend auf die Geschehnisse des Tages in rückwärts gewandter Weise. Also vom Jetzt zurück bis zum Morgen, dem Moment des Aufwachens. Für diese Tagesrückschau (oder review) nehme ich mir ein paar Minuten Zeit, lasse dann mit geschlossenen Augen die Ereignisse des Tages in rückwärtiger Reihenfolge wie am Faden der Zeit aufgereihter Perlen an meinem inneren Auge vorbeiziehen. Die Perlen, als Ereigniseinheiten des Tages, betrachte ich sorgfältig, mit Aufmerksamkeit und Bedacht. Komme ich an ein Geschehen, das negative Emotionen in mir auslöst, nehme ich innerlich Abstand, betrachte das Geschehen «von außen», also mit möglichst geweitetem Blickwinkel.

Eine Patientin, die immer wieder unter Wut- und Schreianfällen litt, für die sie sich hinterher schämte, berichtete mir, dass sie, seit sie in der Rückschau auf solche Ereignisse sehe, wie sie mit gerötetem und gestautem Gesicht, hervortretenden Augen und geschwollenem Hals dasteht (ein Bild zum Fürchten und Lachen gleichzeitig), sich selbst also wie von außen erblickte, keine weiteren Anfälle dieser Art gehabt habe.

Selbst nutze ich den «Blick mit Abstand» dazu, mir bei Ereignissen, mit deren Verlauf ich unzufrieden war, zu überlegen, zu welchem Zeitpunkt des Geschehens und in welcher Art und Weise ich realistisch die Möglichkeit gehabt hätte, den Ablauf des Geschehens so zu führen, dass es gut verlaufen wäre und ich hätte zufrieden sein können. Ich versuche, mich nicht über das Gewesene zu ärgern, sondern nach Denk- oder Handlungsalternativen zu suchen.[27] Diese konstruktive und

27 Ein schönes Zitat von Steiner aus einer Sammlung, zusammengestellt

kreative Vorgehensweise, geübt im Rückblick, hilft mir beim Nach-vorne-Leben im Alltag, trainiert mich in neuen Denk- und Handlungswegen und hilft dabei, nicht immer wieder die gleichen «dummen Fehler – typisch für mich» zu machen.

Bei der Rückschauübung halte ich mich nicht zu lange bei einer einzelnen Einheit eines Geschehens auf; ich bleibe in der zügigen Kontinuität der Rückschautechnik und gehe Schritt für Schritt die Ereigniseinheiten des Tages bis zum Morgen durch. Der Moment des Aufwachens ist der natürliche Anfang des Tages und ist das natürliche Ende der Rückschau. Bis zu diesem Punkt durchwandere ich die Tagesereignisse, erst dann ist die Tagesrückschau beendet. Wenn ich müde und erschöpft bin, kann ich mangels Kraft nicht alle Einheiten des Tages vor meinem inneren Auge rückwärts an mir vorbeiziehen lassen. Ich beschränke mich dann auf einzelne, und schlimmstenfalls, wenn gar nichts mehr geht, springe ich gleich nach vorne zum Beginn des Tages, um dann ein Ende zu finden und ins Bett gehen zu können. Es hat sich bewährt, die Rückschau im Stehen zu machen, da ist am Abend die Konzentration noch am besten möglich. Auch geht die Rückschau dadurch meist zügiger, während im Sitzen die Gefahr des Gedankenabschweifens deutlich größer ist. Die Rückschau im Bett liegend ausgeführt kann ein gutes Einschlafmittel sein, denn in die Ordnung und in die Reihe bringen der Tageserlebnisse hat eine zuverlässige beruhigende Wirkung. Bei nächtlichem Aufwachen und erschwertem Wiedereinschlafen hat sich die auch mehrfach hintereinander bis zum Wiedereinschlafen ausgeführte Tagesrückschau bewährt.

von Taja Gut, lautet: «Wir sollen nicht besser gewesen sein wollen, sondern besser werden wollen.» Steiner, R.: *Stichwort Meditation*. Dornach: Rudolf Steiner Verlag; 2010, S. 29.

Inzwischen habe ich mir angewöhnt, morgens beim Aufwachen eine Rückschau auf die Nacht zu versuchen und wahrzunehmen, was ich an Traum- oder sonstigen Erlebnissen aus der Nacht noch erinnere. Diese betrachte ich mit Neugier und Unbefangenheit und werde langsam geübter in der Wahrnehmung der subtilen Kräfte, die mich erfrischt aus der Nacht bringen. Wenn dies glückt, es ist bei mir nicht die Regel, ist dies ein starkes Erlebnis. So gestärkt und trainiert – auch dieses Training lebt von der täglichen Übung –, können nach und nach Einblicke in Bereiche – Rudolf Steiner, der große Geistesforscher, nennt sie «Welten» – erhalten werden, die bisher in der eigenen Wahrnehmung nicht vorhanden und ihr nicht zugänglich waren.

Diese Forschungsergebnisse nehme ich mit in meinen Alltag, den psychotherapeutischen Praxisalltag, und versuche mit ihnen Erfahrungen zu machen, ob und inwieweit sich diese im therapeutischen Prozess einsetzen und zugleich hilfreich und heilsam zum Verständnis und zur Behandlung seelisch leidender Menschen anwenden lassen. Aus diesem Bemühen hat sich in kreativer und konstruktiver Zusammenarbeit mit Markus Treichler die von uns so bezeichnete Anthroposophie-basierte Psychotherapie entwickelt, ein Konzept, in dem die Anthropologie (Menschenkunde), die Psychologie (Seelenkunde), die Psychopathologie (Krankheitskunde) und ein daraus entwickeltes Therapiekonzept verwirklicht wurden, das in Fortbildungskursen vermittelt wird und ein eigenständiges psychotherapeutisches Konzept darstellt in Anschlussfähigkeit an andere psychotherapeutische Konzepte und in kontinuierlicher Weiterentwicklung.[28]

28 Treichler, M., Reiner, J.: *Anthroposophie-basierte Psychotherapie,* Berlin: Salumed Verlag; 2019.

Weltbezug des Ich

Subjektivität und Individualität

Roland Wiese

Einführung

Im Juni 1924 finden in Dornach die Vorträge des Heilpädagogischen Kurses statt. Teilnehmer des Kurses sind junge Mitarbeiter erster heilpädagogischer Initiativen, einige Ärzte und weitere enge Mitarbeiter Rudolf Steiners, mit denen seit Längerem eine therapeutische Zusammenarbeit besteht. Der Kurs besteht aus zwölf Vorträgen, die an wenigen Tagen gehalten werden. Während der Vorträge werden einige Kinder, die in Behandlung sind, vorgestellt und besprochen. Die Arbeit ist intern angelegt, offizielle Stenografen sind nicht zugelassen. Die Vorträge werden schließlich von drei Teilnehmern stenografiert. Dementsprechend weist die Textgrundlage Lücken und Fehler auf. Der *Heilpädagogische Kurs* gilt im anthroposophischen Zusammenhang als schwer verstehbar. Er wurde über Jahrzehnte für die interne Ausbildung der Heilpädagogen genutzt, aber auch als Anleitung für therapeutische Anwendungen verstanden. Eine wissenschaftliche Aufarbeitung der Textgrundlage existiert bis heute gar nicht, aber auch eine Erarbeitung der Inhalte wurde bisher nur rudimentär unternommen.[29]

29 Frielingsdorf, V. et al. (Hrsg.): *Geschichte der anthroposophischen Heilpäd-*

In diesem Beitrag soll die Frage bearbeitet werden, welche Grundlagen für eine Psychologie des Ich im Heilpädagogischen Kurs zu finden sind und welche therapeutischen Dimensionen über die Heilpädagogik hinaus aus den Anregungen Steiners zu gewinnen sind. Dabei sollen einige therapeutische Prinzipien des Kurses für Psychiatrie und Psychotherapie freigelegt und aus heutiger Perspektive angeschaut werden. Hintergrund sind die eigene langjährige sozialtherapeutische Tätigkeit in ambulanten und teilstationären Einrichtungen der Sozialpsychiatrie und entsprechende therapeutische Forschungszusammenhänge. Zwei Fallgeschichten sollen die hier versuchte Perspektive für die Arbeit mit Erwachsenen verdeutlichen.

Wie erwacht das Ich für sich selbst?

In dieser kleinen Fallgeschichte soll zu Beginn geschildert werden, wie mitten in einem komplexen psychiatrischen Symptomgeschehen ein minimales und anfängliches Erwachen eines Ich-Prozesses angeregt und unterstützt werden

pädagogik und Sozialtherapie. Oberhausen: Athena; 2013. Grimm, R. und G. Kaschubowski (Hrsg.): *Kompendium der anthroposophischen Heilpädagogik*. München: Reinhardt; 2008. Inhaltliche Bearbeitungen finden sich u. a. bei Klünker, W.-U.: *Selbsterkenntnis und Selbstentwicklung, Zur psychotherapeutischen Dimension der Anthroposophie*. Stuttgart: Verlag Freies Geistesleben; ²2003, insbesondere in Kapitel 5, und ders.: «Durch Christus lebt das Ich. Der Organismusbegriff und das Böse». In: Göbel, Th. und H. Zimmermann (Hrsg.): *Chiffren des 20. Jahrhunderts*. Stuttgart: Verlag Freies Geistesleben; 2000.

kann, das dann zum eigentlichen Ausgangspunkt der weiteren Entwicklung wird. Wobei eine solche Entwicklung nicht aus den Symptomen abgeleitet und prognostiziert werden konnte. Die Symptomatik konnte in diesem Fall nur darauf hinweisen, dass ein wirkliches Erwachen für sich selbst noch nicht stattgefunden hatte. Ein solches Aufwachen des Ich für sich selbst zeigt sich beispielsweise im Auftauchen eines konkreten Interesses für eine bestimmte Tätigkeit, für einen bestimmten Zusammenhang usw. Das Erwachen eines solchen Interesses zeigt sich oft erst, wenn man unabhängig von der drängenden Symptomatik eigene Willenskräfte aktiviert. Für eine solche Aktivierung kann die therapeutische Unterstützung hilfreich sein. Auch dass ein anderer Mensch bemerkt, worin der Klient Fähigkeiten und damit Möglichkeiten hat, also das Wahrgenommen-Werden in diesen Möglichkeiten, motiviert, die eigenen Willenskräfte anzustrengen. Dazu gehört auch, die spezifischen Interessen des Klienten, die sich mit der Zeit zeigen, zu bemerken und ernst zu nehmen.

In einer Tagesstätte für Menschen mit seelischen Erkrankungen wird ein Mann um die Dreißig aufgenommen. Die Aufnahme wird von den Mitarbeitern als problematisch eingeschätzt, weil der Klient es mit einer Vielzahl gravierender Probleme zu tun hat, unter anderem neben der psychischen Erkrankung mit multiplem Substanzgebrauch, vor allem auch harter Drogen. Die Entwicklungsperspektive wird insgesamt als wenig aussichtsreich angesehen. Er lebt bei seinem (suchtkranken) Vater auf einem Dorf mit wenigen Möglichkeiten. Auch seine körperliche Situation ist höchst problematisch. Es gibt in der Folge viele Krisen durch Missbrauch von Substanzmitteln, jeweils verbunden mit der Frage, ob der Klient die Tagesstätte verlassen muss. Es gibt aber etwas im Wesen des Klienten, das von den Mitarbeitern wahrgenommen wird und sie motiviert, mit ihm weiterzuarbeiten. Nach einiger Zeit – der Klient ist unter anderem im Atelier malerisch tätig – fällt auf, dass er Tiere malt und dieses Tiere-Malen etwas Besonderes ist. Insbesondere am Bild eines Tigers wird deutlich, dass in dem Ausdruck des Tigers etwas liegt, das eine besondere Kraft und Präzision enthält.[30] Die Leiterin des Ateliers berichtet, dass der Klient immer dann, wenn er die Tiere malt, zu intensiver konzentrierter Tätigkeit kommt und er das Malen der Tiere aus eigenem Interesse und Antrieb unternimmt. Die Bilder werden von allen bewundert. Der Klient wird durch seine Bilder anders wahrgenommen. Die Wachheit der Gesichter der Tiere, vor allem in den Augen, passt so gar nicht zu dem eher träumerischen und schläfrigen Lebensausdruck des Klienten. Auch ist nach Jahren der Stagnation der äußeren Entwicklung zu bemerken, dass er langsam nach anderen Lebensmöglichkeiten sucht. Nach längerem Prozess und eigener Suche geht der Klient in einer entfernten Stadt in eine stationäre Übergangseinrichtung für Menschen mit dieser Problematik. Von dort wird berichtet, dass er das Malen der Tiere fortgesetzt und sogar anderen Unterricht darin gegeben hat. Der Vater ist inzwischen verstorben. Ein Zurück in die alte Lebensumgebung ist nicht möglich.

30 Die künstlerische und damit therapeutische Tätigkeit im Atelier besteht darin, den Teilnehmer in seinen Aktivitäten und Interessen zu unterstützen und anzuregen. Es handelt sich nicht um eine Bilder deutende Therapie, auch nicht darum, bestimmte therapeutische Übungen durchzuführen. Es geht darum, den Teilnehmer in einem minimalen und geschützten Bereich an seinem eigenen Weltverhältnis arbeiten zu lassen.

Therapeutische Prinzipien des Heilpädagogischen Kurses

Was ist die grundlegende diagnostische und therapeutische Frage des *Heilpädagogischen Kurses*? Es ist die Frage, wie sich das Ich mit dem Leib verbindet. Im Kapitel «Nachtodlich wird vorgeburtlich» von W.-U. Klünker (s. S. 167 ff.) wird geschildert, wie das Ich verschiedene Entwicklungsstufen durchläuft: Die Entwicklungen des Ich in einem Leben werden nachtodlich weiterverarbeitet, mit diesem Entwicklungsergebnis kann das Ich vorgeburtlich am Aufbau eines neuen Leibes (nach Maßgabe der vorangehenden Entwicklung) tätig werden bzw. sich mit einem Leib bei der Geburt verbinden. In dem Eintauchen in die irdische Existenz verliert das Ich die vorgeburtliche Bewusstseinsart. Es wird zur formenden Kraft in den Wachstumskräften und erwacht erst später wieder in dem von ihm aufgebauten Leib als gespiegeltes Bewusstsein.

Was für eine Kraft ist dieses vorgeburtliche Ich? Inwiefern kann es mit den objektiven Naturkräften und den erblichen Bestimmungen des Organismus umgehen? Es gibt eine frühe Formulierung Rudolf Steiners, die einen gewissen Hinweis auf diese Frage gibt: «Das Individuelle in mir ist nicht mein Organismus mit seinen Trieben und Gefühlen, sondern das ist die einige Ideenwelt, die in diesem Organismus aufleuchtet.»[31] Diese Aussage klingt noch sehr idealistisch in Bezug auf «die einige Ideenwelt», aber dass diese Ideenwelt im Organismus «aufleuchtet», das trifft schon sehr präzise den Zusammenhang einer Licht-, Farb- und Formwirkung im Orga-

31 Steiner, R.: *Die Philosophie der Freiheit* (GA 4). Dornach: Rudolf Steiner Verlag; 1995, S. 164.

nismus. Das, was eine Individualität als eigenen Denkzusammenhang aus den Wahrnehmungen herausgebildet hat, ist die individuelle Denkkraft und Denkform, die in der Lage ist, dem Organismus entsprechende Formimpulse zukommen zu lassen. Fehlen diese organbildenden «Gedanken», bleibt der Organismus an diesen Stellen natürlich oder erblich geformt, wird aber für die individuelle Entwicklung nicht zum Organ, sondern zum Hindernis. Die Heilpädagogik ist eine Entwicklungspsychologie, die die Entwicklung der Individualität in einem sich noch entwickelnden Leib unterstützt. Sie hilft dem intentionalen Ich in der Bildung seiner Ich-Organisation. In der Psychotherapie und Psychiatrie hat man es dagegen mit einem schon ausgebildeten Leib zu tun. Die Umbildung der eigenen Lebensgewohnheiten und Lebensprozesse ist entsprechend schwieriger und langwieriger. Sie ist aber möglich und auch Ziel der eigentlichen Therapie.

In der kindlichen Entwicklung können diese Vorgänge besonders gut untersucht werden, weil im Verlauf dieser Entwicklung anschaubar ist wie sich die Wachstumskräfte, die im Organismus tätig sind, in Denkkräfte verwandeln. Die Schulreife des Kindes weist auf diesen Übergang hin. Gerade, wenn eine solche Entwicklung nicht so verläuft, wie es normalerweise der Fall ist, kann an den Störungen und Symptomen die Tätigkeit des Geistig-Seelischen erkennbar werden. Rudolf Steiner geht es im Unterschied zur herkömmlichen Psychologie nicht um die Deutung der seelischen Erscheinungen des alltäglichen Bewusstseins. Er untersucht stattdessen die Entstehung dieses Bewusstseins und skizziert in den ersten Vorträgen des *Heilpädagogischen Kurses* einen Denkzusammenhang, der nicht aus den äußeren Erscheinungen des Seelenlebens abgelesen werden kann, diese aber verstehbar werden lässt. Er spricht dort von dem «eigentlichen Seelenleben», das das normale Seelenleben erst erzeugt. Dieses eigentliche Seelenleben sieht er in dem vorgeburtlich schon vorhandenen Geistig-Seelischen, das sich in der Bildung des Leibes schaffend betätigt und sich damit einen Bewusstseinsraum erst aufbaut, in dem es dann zum Ich-Bewusstsein kommen kann. Die im Leib tätige Ich-Kraft bezeichnet er als «Ich-Organisation».[32]

Wie verbindet sich das Ich mit dem Leib und mit der Welt?

Die Forschungsergebnisse Rudolf Steiners, die sich in den Ausführungen des Heilpädagogischen Kurses bündeln, haben einen langen autobiografischen Vorlauf. Steiner hat selbst, 1884 in Wien als Hauslehrer der Familie Specht, konkrete heilpädagogische Erfahrungen sammeln können. Er war zuständig für die intensive Betreuung des kleinen Otto Specht, der aufgrund seiner Behinderung (einer Hydrozephalie) nicht schulfähig war. Rudolf Steiner hat diesen Jungen sechs Jahre lang erzogen. In seiner Autobiografie *Mein Lebensgang* blickt er auf diese Zeit zurück. Die Betrachtungen über diese Zeit in Wien schreibt er zu der Zeit nieder, als er auch den *Heilpädagogischen Kurs* hält. Mit Blick auf den kleinen Otto

32 Der Begriff «Ich-Organisation» ist im *Heilpädagogischen Kurs* selbst nur anfänglich angelegt. Rudolf Steiner konkretisiert diesen Begriff in: Steiner, R. und I. Wegman: *Grundlegendes für eine Erweiterung der Heilkunst nach geisteswissenschaftlichen Erkenntnissen* (GA 27). Basel: Rudolf Steiner Verlag; 2014.

notiert er: «Ich musste den Zugang zu einer Seele finden, die sich zunächst wie in einem schlafähnlichen Zustande befand und die allmählich dazu zu bringen war, die Herrschaft über die Körperäußerungen zu gewinnen. Man hatte gewissermaßen die Seele erst in den Körper einzuschalten. Ich war von dem Glauben durchdrungen, dass der Knabe zwar verborgene, aber sogar große geistige Fähigkeiten habe. Das gestaltete mir meine Aufgabe zu einer tief befriedigenden. Ich konnte das Kind bald zu einer liebevollen Anhänglichkeit an mich bringen. Das bewirkte, dass der bloße Verkehr mit demselben die schlummernden Seelenfähigkeiten zum Erwachen brachte.»[33] Steiner erreicht durch seine Beziehung zu dem Kind und über die einzelnen pädagogischen Maßnahmen, die sich ihm aus dem Verständnis des Kindes ergeben, dass sich die Hydrozephalie zurückbildet und es eine normale Schule besuchen kann. Otto wird dann ins Gymnasium aufgenommen und nach einem anschließenden Medizinstudium Arzt. Zusammenfassend schreibt Rudolf Steiner: «Es eröffnete sich mir durch die Lehrpraxis, die ich anzuwenden hatte, ein Einblick in den Zusammenhang zwischen Geistig-Seelischem und Körperlichem im Menschen.» Der *Heilpädagogische Kurs* basiert vierzig Jahre später nicht nur auf einer geisteswissenschaftlichen Forschung, sondern eben auch auf dieser intensiven langjährigen therapeutischen Praxis.[34]

33 Steiner, R.: Mein Lebensgang (GA 28). Dornach: Rudolf Steiner Verlag; 2000, S. 78 ff.

34 In dieser Zeit entsteht auch, unabhängig von Steiners Forschungen, die Psychologie, die dann das 20. Jahrhundert maßgeblich bestimmen sollte: die Psychoanalyse Sigmund Freuds. Steiner hatte über die Familie Specht Kontakt zu dem Hausarzt der Familie, Josef Breuer. Dieser war damals Mentor Freuds und hatte aufgrund eigener therapeutischer Erfahrungen mit Freud zusammen das erste Buch dieser Psychologie, die Studien zur Hysterie, verfasst.

Steiner unterscheidet zwischen vorgeburtlichen geistig-seelischen Formkräften und den Bewusstseinserscheinungen, dem gespiegelten Seelenleben. Das vorgeburtlich schaffende Ich braucht einen Leib, an dem es zu einem Bewusstsein seiner selbst kommen kann. In diesem Leib wirkt es wiederum als tätige «Ich-Organisation». Was als Bewusstsein erscheint (mit allen problematischen Symptomen), ist immer das Endergebnis dieser Tätigkeit. Die Ursache ist das aus dem Vorgeburtlichen wirkende «eigentliche Seelenleben», und in der Mitte ergibt sich die «Ich-Organisation» als Tätigkeit der vorgeburtlichen Kräfte im Organismus. Die psychischen Symptome sprechen mit diesem Hintergrund eine ganz andere Sprache. Sie bezeugen die Bemühungen der Individualität, sich mit dem Leib zu verbinden. Bewusstseinsstörungen wie Schwindel, Anfälle, Krämpfe, aber auch leichtere Phänomene, die jeder bei sich selbst beobachten kann, zeigen, dass das Ich gerade nicht bis zu einem freien Wachbewusstsein durchdringt, sondern in den Lebensprozessen des Organismus stecken bleibt. Der Organismus mit seinen Lebensprozessen hat wiederum nicht den Zweck, selber Inhalt des Bewusstseins zu sein. Er soll eigentlich durchsichtig sein, damit sich das Ich mit der Welt verbinden kann. Er soll Kraftgrundlage für die Bewegung und damit eine Art Hintergrund für das Bewusstsein sein. Dieses Hintergrundgefühl des Ich, dass es existiert und sich an einem bestimmten Ort befindet usw., entsteht aber nur, wenn sich das Ich nicht in den Lebensprozessen einzelner Organe verhakt, sondern sich im Organismus mit den (örtlichen) irdischen Kräften verbinden kann. Auch diese Perspektive Steiners ist neu und nur wenig beachtet worden: Das Ich verbindet sich im Organismus direkt mit den irdischen Kräften (Schwerkraft/Erde, Wasser, Luft, Wärme, aber auch Elektrizität, Magnetismus etc.), die auf diesen einwirken. Indem das Ich sich mit diesen Kräften auseinandersetzt (in der empfindenden Bewegung), wirkt es formend auf den Organismus ein und schafft sich selbst ein Seinsgefühl, eine allgemeine Empfindung seiner selbst.[35] So kann z. B. das Gleichgewicht nur erreicht werden, wenn die unterschiedlichen Schwerkräfte, die im Körper wirken, vom Ich koordiniert und überwunden werden (durch entsprechende Gegenbewegungen). So entsteht erst durch die empfundenen Bewegungen eine innere zusammenhängende Empfindung für den Bewegungsorganismus. Ist das Ich in der Ich-Organisation aber «blind» für diese Kräfte, weil es beispielsweise durch ein Festhängen in einem Organ davon abgelenkt ist, kann es natürlich therapeutisch hilfreich sein, es auf diese Kräfte hinzuweisen. Durch die Verstärkung dieser Kräfte kann es dazu gebracht werden, sich mit diesen auseinanderzusetzen und das blockierende Organ erst einmal zu umgehen.

Dieses therapeutische Prinzip könnte auch über den engeren Zusammenhang des Heilpädagogischen Kurses hinaus interessant sein für eine wirkliche Therapie auch bei Erwachsenen. Das, was beim kleinen Kind das Verbinden mit den irdischen Kräften und den Sinneswahrnehmungen ist, um den eigenen Organismus in der Rückwirkung dieser Verbindung aufzubauen, will sich beim Erwachsenen zu konkreten Weltbezügen konfigurieren. Die Fixierung auf das eigene Innenerleben führt stattdessen zu einem Lähmungsgefühl und zu innerer Verkrampfung. Die psychischen Symptome sind dann der reale Ausdruck dieses Verhältnisses zur Welt. Sie sind das Rückschlagerleben des Ich beim Versuch, sich mit der Welt und darüber mit dem Organismus zu verbin-

35 Schon von Aristoteles wurde diese basale Tastempfindung des Seelischen im Leib als eine Art Gemeinsinn beschrieben, der alle anderen einzelnen Empfindungen empfindet.

den, und gleichzeitig wirken sie wiederum auf den Organismus verkrampfend. Die Entwicklungsrichtung und Intention liegt dagegen in der innerlichen Verbindung mit der Welt und im Weiteren in einer Vertiefung dieser Verbindung durch die dauerhaft aufgebrachte eigene Kraft und Konzentration. Die Verbindung und Auseinandersetzung mit bestimmten Weltinhalten und Kräften modifiziert und differenziert dann das Selbstempfinden des Ich. Es hellt sich dadurch auf und kann sich vielfältig färben. Es können sich die psychischen Symptome sowohl auf eine Störung des basalen Selbstempfindens beziehen als auch auf eine Störung des Wahrnehmens, oder aber auf eine Störung der Verbindung zwischen beiden Funktionen. (Der *Heilpädagogische Kurs* gibt dahingehend Beobachtungsrichtungen an, wie die verschiedenen Störungen genauer verstanden werden können.)

Übergänge des Ich in Schlafen und Wachen

Das gespiegelte Seelenleben erlischt, wenn der Mensch einschläft, und es erscheint abermals, wenn er wieder aufwacht. Dazwischen liegen Schlaf und Traum als unbewusstes bzw. halbbewusstes Seelenleben. Damit der Mensch einschlafen kann, muss sich das Ich aus der Welt und dem Organismus lösen, damit der Mensch aufwachen kann, muss es sich wieder mit beiden verbinden. Das Ich, das sich verbinden und wieder lösen kann, kann sich selbst vorwärts und rückwärts bewegen. Diese Fähigkeit ist charakteristisch für das Ich. Wie das Ich sich verbindet und wieder löst, sagt etwas darüber aus, wie viel Eigenbewegungskraft das Ich mitbringt und wie es sich mit den Kräften, denen es begegnet, auseinandersetzen kann. Indem sich das Ich den geerbten Organismus individualisiert, schafft es sich einen Organismus, der selbst «beweglich», das heißt sensibel wird für die Wahrnehmungen und Bewegungen in der Welt, mit denen dieses Ich etwas zu tun hat bzw. zu tun haben will. Das Ich erkennt sich selbst in «seinen» Wahrnehmungen und Bewegungen. Es bemerkt, mit wem und womit es sich verbinden will. Es erkennt sich in diesem Prozess selbst immer mehr. Das Erwachen des Ich zu sich selbst kann sich immer weiter vertiefen, je klarer die Eigenbewegung des Ich zur Ursache der Wahrnehmungen und Bewegungen wird. Möglicherweise ist die Kraft, sich zu lösen, davon abhängig, ob sich das Ich richtig verbinden konnte. Wenn das Ich die intentionale Bewegung nicht bis in ein (Selbst-)Erkennen führen kann, wacht es nicht richtig für sich auf. Es kann sowohl an den Wahrnehmungen der Welt als auch in den Wahrnehmungen am eigenen Organismus hängen bleiben. Im Heilpädagogischen Kurs wird dieses problematische «Aufwachen» in verschiedenen einzelnen Fällen beispielhaft aufgezeigt. Das grundlegende Bewegungsprinzip des Ich ist gestört, wenn es sich beispielsweise in einem Organ verkrampft, anstatt sich mit den irdischen Kräften zu verbinden. Das Ich kann dann den Übergang durch die Lebensprozesse des Organismus hindurch nicht vollziehen und bleibt hängen. Die Bewegung wird dann nicht zu Ende geführt, sondern wirkt zerstörerisch im Organismus. Rudolf Steiner sieht im epileptischen Krampfanfall ein (extremes) Beispiel für ein solches Geschehen. Im Heilpädagogischen Kurs bezeichnet er dies deshalb als epileptische Tendenz. Das damit gemeinte Prinzip geht aber über den engeren Krankheitsbegriff der Epilepsie hinaus. Alle Trübungen des Bewusstseins sprechen von einem nicht gelingenden Aufwachen in der Welt. Stattdessen bleibt das Ich in einem Zwischenzustand in den Lebenskräften und irdischen Kräften hängen.

Der organische Lebensprozess, die Funktion der Organe, aber auch der biografische Lebensprozess sind Ausdruck davon, wie die vorgeburtliche und erst einmal unbewusste Intention, sich mit der Welt zu verbinden, sich im Einzelnen verwirklicht. Der Organismus vermittelt und realisiert in beide Richtungen die Wirklichkeit dieser Verbindung. Gelangt das Ich nicht in die angemessene Verbindung mit der Welt und ihren Kräften, staut es sich im Organismus und wirkt hier zerstörerisch. Taucht das Ich zu sehr in die Kräfte unter, kann es sein, dass die Rückwirkung auf den Organismus nicht ausreicht, und dem Organ fehlen die Inhalte dieser Weltverbindung als formende Kräfte. Die Eindrücke der Welt verankern sich dann nicht richtig im Leib und das intentionale Ich, die Ich-Organisation und das Bewusstseins-Ich bekommen keine Verbindung miteinander. Dadurch werden dann das Lernen und Sich-Entwickeln behindert. Das Vergessen der Eindrücke spricht von einer nicht genügenden Festhaltekraft und Einprägung in den Organismus; die Zwangsgedanken von einer zu starken Verbindung mit dem Organismus. Dieser wird die Eindrücke nicht mehr los.

Die Bewegungen des Ich haben keine direkte seelische Wirkung, sondern, im Sinne des Heilpädagogischen Kurses, erst einmal befreiende Wirkungen in den eigenen Organismus, bzw. in die eigenen Lebensprozesse hinein. Erst indirekt ergeben sich daraus dann auch seelische Wirkungen. Steiner charakterisiert das gesunde Verhältnis der Ich-Organisation zum Organismus als ein «loses».[36] Das Ich muss sich mit dem

36 Steiner, R. und I. Wegman: *Grundlegendes für eine Erweiterung der Heilkunst nach geisteswissenschaftlichen Erkenntnissen* (GA 27). Dornach: Rudolf Steiner Verlag; 1991, S. 22.

Organismus in der Bewegung «verbinden und gleich wieder lösen können». Problematisch wird das Verhältnis, wenn das Ich zu tief in den Leib eintaucht und sich nicht wieder zurückziehen kann. «Und das Heilen muss in einem Loslösen des Seelischen oder Geistigen von der physischen Organisation bestehen.»[37] Minimale Kräfteverschiebungen, ein zu starkes oder zu schwaches «Untertauchen» der Ich-Organisation in den Organismus, führen zu Störungen der Bewegungsmöglichkeiten. Solche Verschiebungen können ihre Ursache darin haben, dass das Ich sich eben nicht mit den ihm entsprechenden Wahrnehmungen und Bewegungen in der Welt verbinden kann. Bewegung und Wahrnehmung bringen das Ich in ein Welterleben und Empfinden, die es außerhalb des Organismus halten. Eine Verbindung mit dem Organismus entsteht mehr indirekt durch die Rückwirkung des empfundenen (und dadurch vermenschlichten und individualisierten) Weltbezuges. Rudolf Steiner spricht in *Grundlegendes für eine Erweiterung der Heilkunst* explizit davon, dass die empfindende Substanz des Organismus im Wachbewusstsein aus dem Organismus herausgehoben wird und in der Nacht die Nachwirkung der entsprechenden Welterlebnisse Substanz werden, und erst dadurch die eigentliche individualisierende Form-Wirkung auf den Organismus erfolgt.[38] Im Wachen wirkt die Ich-Organisation (und der Astralleib) also *von außen* in den Wahrnehmungen und Empfindungen modifizierend auf die Kräfte ein, die auf den Organismus wirken. Im Schlafen wirken die

37 A.a.O., S. 23.

38 «Die empfindende Substanz und diejenige, welche den selbstbewussten Geist tragen kann, werden beim Wachen aus dem Gesamtorganismus herausgehoben und in den Dienst des astralischen Leibes und der Ich-Organisation gestellt. Der physische und der ätherische Organismus müssen dann so sich betätigen, dass in ihnen nur die von der Erde

Wahrnehmungen und Empfindungen *von innen* durch die so gebildeten Substanzen auf den Organismus.

Die Therapie des Ich

Die Wahrnehmungen, Empfindungen und Erkenntniszusammenhänge, die der Mensch im Wachen bildet, formen sich den irdischen und kosmischen Kräften ein, die auf den Organismus wirken. In dieser Berührung verbinden sich innerliche Formkräfte und äußere Kräfte zu einem neuen Zusammenhang. Diese Verbindung ist als individuelles Weltverhältnis immer gefährdet. Überformen den Menschen die äußeren Kräfte und er verliert sich selbst in ihnen, wird mitgerissen von dem, was ihm geschieht, oder bleibt er in sich selbst stecken und erlebt sich dadurch von der Wirklichkeit wie abgeschnitten? Natürlich kann sich dieses Geschehen auch wechselweise vollziehen. Es geht in dieser Verbindung darum, dass die vorhandenen Form- und Kraftverhältnisse als menschliche Entwicklung eine neue, für sie individuellere Form bekommen. Insofern ist die menschliche Formkraft die aktuell wirkende, die die anderen Formen und Kräfte bestimmt. Dazu muss sie ihnen aber von der Form und von der Kraft her etwas Neues hinzufügen können, sie in einen neuen aktuellen Zusammenhang stellen können. Ob der Mensch von den Kräften mit-

ausstrahlenden und in sie einstrahlenden Kräfte wirken. In dieser Wirkungsweise werden sie nur von außen durch den astralischen Leib und die Ich-Organisation ergriffen. Im Schlafe aber werden sie innerlich von den Substanzen ergriffen, die unter dem Einfluss des astralischen Leibes und der Ich-Organisation entstehen.» (A.a.O., S. 38.)

gerissen wird, die in der Welt wirken, oder ob er sich als Ich in seinen Wahrnehmungen und Empfindungen halten kann, hängt wieder von der eigenen Formkraft ab, die das Ich als Ich-Organisation bildet, indem es sich «seelisch frei im Denken darlebt».[39] Das Ich muss sich im Denken selbst formen. Dieses Selbst-Formen wirkt dann wiederum «anziehend» und «prägend» auf die Umgebungskräfte.

Für einen solchen Umgang mit sich selbst oder anderen Menschen wäre es anscheinend notwendig, das jeweils aktuelle Seelenleben (Denken, Fühlen und Wollen) als grundsätzlich entwicklungsbedürftig anzusehen. Die Entwicklungsrichtung liegt demnach nicht in der Interpretation dieses Seelenlebens und in der Suche nach Ursachen in der Vergangenheit. Vielmehr müsste die menschliche Umgebung es ermöglichen, dass jemand aufwachen kann für Kräfte oder Gegenstände in der Welt, mit denen er sich verbinden will. Das innerseelische Erleben wird dann einer solchen Betätigung nachziehen und sich langsam verändern. Vor dieser Betätigung wird es sich eher als Widerstand zeigen. Die Heilung bestünde dementsprechend nicht in einer Beseitigung der Symptome, sondern in einer Verlagerung der Aufmerksamkeit auf andere Weltinhalte. Die Symptome würden ihre Wichtigkeit verlieren und vielleicht sogar mit der Zeit ganz verschwinden, wenn das Ich sich selbst stärkt bzw. dazu angeregt wird, sich selbst zu stärken. Gesundheit wäre so betrachtet nicht eine sogenannte Normalität, die anzustreben ist, sondern die Realisierung behinderter und verhinderter individueller Ich-Bewegung. Ein solches Verbinden mit der Welt durch das eigene Interesse kann durch die Umgebung freigelegt, unterstützt und befördert werden, es ist aber als Möglichkeit bereits angelegt.

39 Anm. 34, S. 23.

Eine weitere Fallgeschichte kann diesen Zusammenhang verdeutlichen: Eine junge Frau besucht auf Anregung des Sozialpsychiatrischen Dienstes das offene Atelier. Dort bemerkt die Kunsttherapeutin, dass die junge Frau in ihren Bildern ein gestalterisches Können zeigt. Die junge Frau hat aber Schwierigkeiten, an dem Gruppenangebot teilzunehmen, weil sie große Probleme mit Menschen hat. Man hat ihr eine soziale Phobie diagnostiziert, sie hat viele Ängste, bis zu paranoiden Symptomen. Sie schildert, schon in der Schule einem andauernden Mobbing ausgesetzt gewesen zu sein. Sie geht dann im Rahmen einer beruflichen Maßnahme nach Hamburg, scheitert dort aber an den sie überfordernden Bedingungen. In der späteren ambulanten Betreuung zeigt sie sich als so ängstlich, dass sie sich noch nicht einmal in der eigenen Wohnung sicher fühlt und alle Rollläden immer geschlossen hält. In letzter Konsequenz schafft sie es nicht dauerhaft in der eigenen Wohnung zu sein, und ist eigentlich nur noch in der väterlichen Wohnung. Das Ziel der ambulanten Betreuung ist es, ihr zu helfen, wieder in der eigenen Wohnung zu leben. Dies gelingt auch mühsam Schritt für Schritt, indem die Wohnung mit Unterstützung eingerichtet wird. Eine psychotherapeutische und eine psychiatrische Behandlung unterstützen dieses Bemühen (inklusive medikamentöser Behandlung). Ein wirklicher Entwicklungsschritt zeigt sich aber erst, als sie es schafft, wider allen Prognosen der Fachleute, aber mit Ermutigung der Betreuerin, einen schon lange vorhandenen Wunsch zu realisieren: eine Praktikumsstelle bei einer örtlichen Werbeagentur zu bekommen und sie auch tatsächlich anzutreten. Sie fühlt sich dort wohl, kann deshalb auch regelmäßig alleine dort hingehen (also ihre Wohnung verlassen, was sonst überhaupt nur ganz schwierig und in Begleitung möglich war). Natürlich ist die alte Symptomatik nicht verschwunden, sondern in der Wohnung immer noch präsent, aber die Tätigkeit in der Werbeagentur hat ihr ein ganz anderes Selbstbewusstsein und Selbsterleben vermittelt.

Zusammenfassung

Das therapeutische Prinzip des *Heilpädagogischen Kurses* ist die Anschauung eines Ich, das sich erst mit seinem Leib und mit der Welt verbinden muss und das sich durch dieses Geschehen entwickeln will. Die Unterstützung dieses immer individuellen Entwicklungsgeschehens ist der Maßstab für die Bemühungen der (therapeutischen) Umgebung. Aus dieser Perspektive heraus ergeben sich Beobachtungsmöglichkeiten für die konkreten Verbindungsversuche des Ich mit dem Organismus und mit der Welt vor allem in den Übergängen, z. B. in der Kindheit, aber auch im Aufwachen und Einschlafen. In diesen Übergängen zeigt sich, dass es darauf ankommt, dass das Ich sich in der richtigen Weise mit dem Organismus verbindet und wieder aus ihm löst. Zu «lose» Verbindungen oder zu starke Verkrampfungen sprechen von einer Störung dieser Urbewegung des Ich. Aus der präzisen individuellen Beobachtung ergeben sich dann auch gezielte individuelle Maßnahmen, wie das Ich unterstützt werden kann. Diese zielen darauf ab, das «Lösen» und das «Verbinden» des Ich zu unterstützen. Für den Therapeuten kommt es darauf an, die Bewegungen und Tätigkeiten des Ich im Organismus und in der Verbindung mit der Welt differenziert beobachten zu können, um dann an der Stelle, wo die Eigenbewegung des Ich nicht ausreicht, stärkend eingreifen zu können. Geschieht dies in der richtigen

Weise und im richtigen Maß, wird sich zeigen, dass sich das Ich in der Eigentätigkeit selbst stärkt. Aus dieser Stärkung des Ich resultiert in der Folge eine entsprechende Umformung des Organismus wie auch eine dem Ich angemessenere Lebensumgebung. Auf diese grundlegende produktive Fähigkeit des Ich setzen alle therapeutischen Maßnahmen des *Heilpädagogischen Kurses* und darin liegt die eigentliche therapeutische Dimension für eine Psychologie und Psychotherapie.

Erfahrung des Ich

Ein Übungsansatz

Roland Wiese

Vorbemerkungen

Der folgende Beitrag behandelt die Frage, wie man heute zu einer Erfahrung des Ich kommen kann, die beim Denken und Verstehen des Ich und seiner Tätigkeiten beginnt, die sich aber bis zu einer Erfahrung des Ich als eines geistig autonomen Wesens vertiefen kann. Aristotelische und mittelalterliche Seelenkunde haben dafür den Ansatz gehabt, im Denken über das Denken zu einer solchen Ich-Erfahrung zu kommen. Anfang des 20. Jahrhunderts hat Rudolf Steiner in einem moderneren Ansatz versucht, die Bewusstseinsphilosophie seiner Zeit in eine solche Frage nach dem Ich zu integrieren. Besonders deutlich wird diese Fragestellung und Methode in den späten schriftlichen Veröffentlichungen von 1924, den sogenannten Leitsätzen.[40] Hier geht er von den Erkenntnismöglichkeiten des Alltagsbewusstseins aus, baut diese Erkenntnismöglichkeiten aber Schritt für Schritt weiter aus. In den Leitsätzen 11-16 kann man eine Anleitung für eine solche differenzierte Ich-Erfahrung finden (abgedruckt auf Seite 79 ff. in diesem Buch).

40 Steiner, R.: *Anthroposophische Leitsätze* (GA 26). Dornach: Rudolf Steiner Verlag; 2013.

In diesen Leitsätzen demonstriert Rudolf Steiner, wie man durch eine entsprechende Begriffsbildung das Ich in seiner Tätigkeit beobachten kann. Der Umgang mit diesen Begriffsbildungen kann ein Erleben verschiedener Schichten des Ich ermöglichen. Eine anthroposophische Psychologie und Psychotherapie gewinnen auf diese Weise Begriffe und Methoden, mit denen das Ich sich selbst besser verstehen und weiterentwickeln kann. Eine solche Psychologie ist nicht nur hilfreich für die therapeutische Arbeit, sondern kann auch Grundlage für ein Selbstverstehen des Ich sein, das nicht durch biologische Modellvorstellungen, soziologische Ich-Begriffe oder andere psychologische Ich-Begriffe erreicht werden kann. Das Ich bekommt durch diese Erfahrungen eine Entwicklungsperspektive, die an sich therapeutisch wirken kann. In dieser Entwicklungsperspektive ist enthalten: eine aus dem tätigen Ich wirkende Weiterentwicklung der leiblichen Grundlagen, eine Orientierung im Kräftegeschehen des Seelischen sowie eine Bemühung um Autonomie als geistiges Wesen in der Gegenwart. Eine solche Autonomie braucht das Ich heute noch stärker als 1925, um sich gegenüber den Anforderungen der Gegenwart behaupten zu können. Die folgenden Betrachtungen sind als eine Einführung in diese Zusammenhänge aus heutiger Perspektive gemeint. Sie sind auch ein Beispiel für die eigene Arbeit mit diesen Leitsätzen und damit für die eigene Perspektive.

Erste Ansätze für eine Psychologie des Ich finden sich bei Rudolf Steiner schon gegen Ende des 19. Jahrhunderts. Schon in den *Grundlinien einer Erkenntnistheorie der Goetheschen Weltanschauung* formuliert er im Kapitel «Psychologisches Erkennen», dass die Vertiefung des Geistes in seine eigene Tätigkeit das oberste Prinzip der Psychologie werden soll: «Wenn der Geist eine Eigenschaft nur insofern besitzt, als er sich sie selbst beilegt, so ist die psychologische Methode das Vertiefen des Geistes in seine eigene Tätigkeit. Selbsterfassung ist hier also die Methode.»[41] Diese Sätze, 1886 formuliert, sind noch Absichtserklärung. In seinen Büchern und Vorträgen hat er bis 1925, historisch parallel zur Freud'schen Psychoanalyse, konsequent an der Ausarbeitung einer Psychologie gearbeitet, bei der sich das Ich nicht in seine Erinnerungen vertieft, sondern in seine eigene geistige Tätigkeit. Vierzig Jahre später, in seinen letzten schriftlichen Formulierungen, den *Leitsätzen*, hat er dieses Vertiefen des Geistes in seine Tätigkeit exemplarisch und differenziert für das Ich durchgeführt. (Leitsätze 11-16)

In diesen Leitsätzen werden vier verschiedene Formen oder Gestalten des Ich beschrieben und damit auch vier verschiedene Tätigkeiten, in denen man das eigene Ich in seinen Tiefen und Hintergründen kennenlernen kann.[42] Das Prinzip besteht darin, dass das Ich durch diese Tätigkeiten erst in einer solchen Differenzierung realisiert wird. Man kann es nicht bemerken, bevor man es nicht in dieser Weise realisiert hat. Dem Ich kommt damit die gleiche Wirklichkeitsart zu wie auch der äußeren wahrnehmbaren Wirklichkeit. Auch ihr liegt ein (begrifflicher) Vorlauf der Unterscheidung zugrunde, der in der Regel aber nicht bemerkt wird. Erst an der Wahrnehmung des gegebenen Äußeren wacht das Bewusstsein auf. Ohne vorlaufende unterscheidende Tätigkeit gäbe es keine differenzierte erkennbare Welt für das wahrnehmende Bewusstsein. Im Ich

41 Steiner, R.: *Grundlinien einer Erkenntnistheorie der Goetheschen Weltanschauung mit besonderer Rücksicht auf Schiller* (GA 2). Dornach: Rudolf Steiner Verlag; 2003, S. 119.

42 In den (zeitlich parallelen) Mantren der Freien Hochschule wird das Prinzip des sich durchdringenden Ich in ausführlichen Erfahrungsschilderungen dargestellt.

kann dieser Vorgang bewusst vollzogen werden und damit auch durchschaut werden: Das Ich bemerkt sich als tätiger Geist.

Inzwischen sind mehr als 90 Jahre vergangen und die Ich-Entwicklung ist vorangeschritten. Auch wenn die Leitsätze zum Ich wenig öffentlich rezipiert wurden und auch in die wissenschaftliche Anschauung des Ich nicht eingingen, so sind sie damals doch als Möglichkeit, das (eigene) Ich zu erfassen, angelegt worden und haben über die Menschen, die mit ihnen umgegangen sind, gewirkt.[43] Das bedeutet, sie haben 1924 eine Entwicklung des Ich angelegt, hinter die man eigentlich wissenschaftlich und persönlich nicht zurückgehen kann. Auch das eigene Ich ist zumindest potenziell Ergebnis dieser Entwicklung. Deshalb kann es in doppelter Hinsicht lohnenswert sein, sich diesen Ansatz Rudolf Steiners näher anzuschauen. Ein Verständnis dieses Ansatzes des sich selbst verstärkenden und vertiefenden Ich kann heute gerade für therapeutische Zwecke hilfreich sein, denn bei vielen Störungen könnte eine Stärkung des Ich den Menschen in ein anderes Verhältnis zu dem problematischen Erleben bringen. Auch für Ausbildungszusammenhänge von therapeutisch Tätigen kann es sinnvoll sein, die eigenen Ich-Kräfte an den modellhaften Leitsätzen zum Ich zu entwickeln.

Natürlich stehen hinter den Leitsätzen zwei Jahrzehnte Entwicklung der Anthroposophie, und man kann die meis-

43 Die *Leitsätze* (GA 26) wurden wochenweise in Gruppen in der Wochenschrift *Das Goetheanum* veröffentlicht. Dies begann im Februar 1924 und endete mit dem Tod Steiners im März 1925. Sie sollten die dezentralen Arbeitsgruppen in ihrer Arbeit orientieren. Sie waren so gesehen der letzte Entwicklungsstand der Anthroposophie in dieser Phase. Eine intensive Kommentierung und Bearbeitung findet sich bei Unger, C.: *Aus der Sprache der Bewusstseinsseele*. Stuttgart: Verlag Freies Geistesleben; 2007.

ten «Inhalte» auf diesen Vorlauf zurückführen. Die Leitsätze haben als immanentes Prinzip, dass sie in der Argumentation nicht auf diesen Vorlauf verweisen oder sich auf irgendein anderes Wissen abstützen. Sie tragen sich als Verstehens-Zusammenhang in sich selbst. Der heute etwas merkwürdig wirkende Begriff «Erkenntnisweg» trifft genau das Prinzip: Es wird Schritt für Schritt, Leitsatz für Leitsatz, (vom Autor) modellhaft ein Erkennen vollzogen, das so angelegt ist, dass sich aus jedem Schritt die nächste Bewegung ergibt. Die Leitsätze bilden deshalb kein Erkenntnissystem, sondern ein nacheinander sich ereignendes *Erkenntnis-Geschehen*. Man kann im Mitgehen bemerken, dass das eigene aktive Denken notwendig ist, um diese Schritte selbst zu vollziehen. Die Leitsätze werden beim Durcharbeiten zu Ausgangsorten für ganz eigene Untersuchungen. Jeder Leitsatz ist so gesehen eher Anfang als Ende, auch wenn die präzise und sehr reduzierte abstrakte Form der Leitsätze einen solchen «Abschluss» vermuten lässt.[44]

Die Leitsätze 11-16 vom März 1924 untersuchen die verschiedenen Erlebnisweisen und Gestalten des «Ich». Sie tun dies schon zu Beginn des «Erkenntnisweges», weitere 170 Leitsätze folgen noch. Das deutet darauf hin, dass der Durchgang durch das «Ich» eine gewisse Voraussetzung darstellt, um die folgenden Schritte des Weges gehen zu können. Man wird in diesen speziellen Leitsätzen implizit dazu aufgefordert, sich für den Umgang mit bestimmten geistigen Fragestellungen dadurch zu qualifizieren, dass man in sich die eigene Ich-Bildung anregt. Die Fragestellung der ersten

44 Ähnliche Zugangsweisen finden sich neben den Mantren der Freien Hochschule auch in dem Buch *Grundlegendes für eine Erweiterung der Heilkunst nach geisteswissenschaftlichen Erkenntnissen* (GA 27) (im ersten Teil).

drei dieser Leitsätze (11-13) konzentriert sich darauf, wie das «Ich» erlebt wird, welche «Wirklichkeit», also welche Kräfte dieses Erleben bewirken und wie ich zu dem Bewusstsein des «Ich» als eigener geistiger Wesenheit komme. Die zweite Gruppe der Ich-Leitsätze (14 -16) beschreibt die spezifische Wirkung, die das Erleben der verschiedenen Ich-Gestalten jeweils hat. Im letzten Leitsatz der Gruppe (16) wird aus dem «Ich» dann ein geistiges *Selbst*, «das den Menschen in seiner Wahrheit gestaltet».

Wie komme ich vom Bewusstsein zum Ich?

Mit den unterschiedlichen Gestalten des «Ich» als Leben gestaltender Zusammenhang, als erlebende Kraft und als autonome «geistige Wesenheit» knüpft Steiner in den Leitsätzen an einen Seelenbegriff an, der schon bei Aristoteles in seiner Untersuchung der Seele veranlagt ist. Dieser Seelenbegriff beinhaltet verschiedene Erscheinungsformen des Seelischen – als «Lebensseele», als «erlebende Seele» und als «denkende Seele». Allen drei Erscheinungsformen liegt aber eine einheitliche Wesenheit zugrunde. Ein lebendiges Gestalten findet sich auch im pflanzlichen Leben, ein seelisches Erleben auch im Tier, im Menschen sind aber beide Formen auf die Funktion des Erkennens ausgerichtet, insofern auch nicht einfach mit den Erscheinungen des Lebens und des Empfindens im Tier zu vergleichen. Das Erkennen ist beim Menschen auch im Leben und im Erleben Grundlage und Ziel. Im Mittelalter konnte diese Seelenanschauung in der Scholastik zu einem ersten begrifflichen Erfassen eines individuellen geistigen Ich weiterentwickelt werden. Steiner entwickelt in den Leitsätzen (in komprimierter Form) diese Ich-Anschauung weiter. Das «Ich» ist jetzt die zentrale Gestalt, die in unterschiedlicher Weise zur Erscheinung kommt. Damit wird jetzt direkt die erkennende Wesenheit des Menschen als eine alle Wirklichkeitsschichten durchdringende Form benannt. Dementsprechend wird auch die Zugangsweise, d.h. die Bewusstseinsart, die die jeweilige Erscheinungsform zugänglich macht, angepasst. Das Alltagsbewusstsein ist selber nur Ergebnis dieses «Ich», es taugt deshalb nur bedingt dazu, die unbewussteren Formen des «Ich» zu erfassen. Das passive Alltagsbewusstsein muss also sich selbst aktivieren, um die jeweils tiefere Ich-Schicht zu erreichen.

Diese Aktivierung erreicht man, wenn man versucht, nicht mit dem Alltagsdenken die Bewusstseinsinhalte zu deuten, sondern indem man denkerisch und beobachtend die Grundphänomene des Bewusstseins selbst untersucht. (Dies vollzieht Rudolf Steiner modellhaft in den Leitsätzen 8-10.) Im Gegensatz zu einer naturwissenschaftlichen Anschauung, die die materiellen Ursachen des Bewusstseins analysiert, versucht die geisteswissenschaftliche Untersuchung durch die schrittweise begriffliche *Unterscheidung* der einzelnen Tatbestände zu einem Erfassen der eigentlichen Ursachen zu kommen. So zeigt die sachgerechte Beobachtung, dass physischer und lebendiger Organismus aus ihrer Tätigkeit eben gerade kein Bewusstsein hervorgehen lassen können. Bei übermäßiger Tätigkeit dieser Funktionen entstehen stattdessen Bewusstseinsstörungen. Für Steiner ergibt sich daraus in einem ersten Schritt als negativer Begriff, dass das Bewusstsein eine andere Ursache haben muss.

Die Wirklichkeit des Bewusstseins ergibt sich deshalb nicht durch die Untersuchung der Materie oder der Prozesse des Organismus, sondern durch die Fokussierung auf das Bewusstsein als Erscheinung. Dann zeigt sich, dass das Bewusstsein entsteht, wenn Physis und Leben «mit ihrer Tätigkeit auf den Nullpunkt kommen, ja noch unter denselben, damit Platz entstehe für das Walten des Bewusstseins». Dieser Zusammenhang ist gerade für die Psychiatrie und Psychotherapie wichtig, weil darin deutlich wird, dass Bewusstseinsstörungen dadurch verringert werden können, dass die organische Tätigkeit begrenzt wird (z.B. durch sedierende Medikamente) oder die Bewusstseinstätigkeit verstärkt wird.

Die Wirklichkeit des Bewusstseinsleibes (oder auch Astralleibs, wie Rudolf Steiner ihn nennt) kann man bei sich finden, wenn man das normalerweise von außen angeregte Denken *innerlich ergreift* und ohne den üblichen Außenbezug *intensiv erlebt.* Eine solche eigene Fokussierung der Aufmerksamkeit und der inneren Kraft führt zu etwas, was Steiner «Seelenstärke» nennt, mit der dann die eigene geistige Bewusstseinskraft als unabhängig von der physischen und organischen Tätigkeit erlebt werden kann. Beide Organisationen bilden nur den Boden, auf dem sich diese Tätigkeit entfalten kann. «Und so wie im Weltenraum der Planet den Boden nicht braucht, um seinen Ort zu behaupten, so braucht der Geist, dessen Anschauung nicht durch die Sinne auf das Materielle, sondern durch die Eigenkraft auf das Geistige gerichtet ist, *nicht* diese materielle Grundlage, um seine bewusste Tätigkeit in sich rege zu machen.»[45]

Das normale Bewusstsein entsteht demnach gerade nicht durch geistige Eigenaktivität, sondern dadurch, dass etwas Geistiges (mit der Sinnes-Wahrnehmung) in den Menschen

45 Steiner, R.: *Anthroposophische Leitsätze* (GA 26). Dornach: Rudolf Steiner Verlag; 2013, S. 19, Leitsatz 10.

eintritt und in der Folge die lebendigen und physischen Kräfte zurückgedrängt oder, wie Steiner es ausdrückt, abgebaut werden. Das normale Bewusstsein ist entsprechend abhängig von äußerer Wahrnehmung. Seine Passivität ist die Voraussetzung dafür, dass es von außen angeregt werden kann. Ohne äußere Anregung kann es nur durch innere Anregung aufrechterhalten werden. Dafür muss man aber die innere Tätigkeit verstärken. Es kann dann in der Folge einer solchen längerfristigen Verstärkung der eigenen Denktätigkeit und Begriffsbildung bemerkt werden, dass sich auch dic Sensibilität und Aufmerksamkeit im Wahrnehmen verändert. Ich-Aktivierung im Denken bewirkt in diesem Sinne eine indirekte Veränderung des Wahrnehmens und damit des passiven Bewusstseins.

Eine solche begrifflich geleitete Beobachtung der eigenen Bewusstseinsphänomene kann dann auch den Unterschied zwischen Bewusstsein und Selbstbewusstsein bemerken. Der Eindruck von außen baut in ganz bestimmter Weise die organischen und physischen Prozesse ab. Eine Wahrnehmung ist nicht nur ein Bewusstseinsprozess, sondern immer auch ein physikalisches und organisches Geschehen. Die äußere Welt schafft sich einen eigenen Raum im Organismus wie im Bewusstsein. Jede Wahrnehmung hat so auch eine Resonanz im Organismus (diese Prozesse sind heute auch differenziert untersucht, alle bildgebenden Verfahren geben diesen Vorgang wieder). Ein wirklicher Übergang in das Ich des Menschen findet für Steiner aber erst dann statt, wenn das so Abgebaute wieder aufgebaut worden ist. Diese Perspektive Steiners ist neu und interessant: Seelisches Erleben wird Lebensprozess und Lebensprozess wird seelisches Erleben. Bewusstsein wird zu Selbstbewusstsein und dieses wieder zu neuer Bewusstseinsmöglichkeit. Jedes seelische Erleben wird über diesen Umweg, durch die eigene aufbauende organische

Tätigkeit des Ich, vom Bewusstsein in das Selbstbewusstsein überführt und damit auch nach der Maßgabe des eigenen Ich individualisiert. Außenwelt wird so über den Bewusstseinsprozess und dann über den (organischen) Nachbildeprozess des Ich Innenwelt. «Man kann empfinden, wie das Bewusste in das Selbstbewusstsein dadurch übergeführt wird, dass man *aus sich* ein Nachbild des bloß Bewussten schafft.»[46] Die Ich-Tätigkeit kann indirekt dadurch bemerkt werden, dass man nicht nur den reinen Bewusstseinsinhalt bemerkt, sondern die Lebenswirkung des Bewusstseinseindrucks weiterverfolgt. Die eigene konstitutionelle Aufbautätigkeit des Organismus bekommt durch die äußeren Eindrücke Bildanregungen. Die äußeren Eindrücke modifizieren diese innere Tätigkeit. Sie entwickelt sich durch diese Bilder, indem sie die Nachbilder produziert. Aber sie kann diese Bilder auch nur insoweit nachbilden, als sie dafür sensibel genug ist. Das eigene Selbstbewusstsein zeugt davon, dass ein äußeres Geistiges ins eigene Innere überführt worden ist. Dieser Zusammenhang verdeutlicht, inwiefern Wahrnehmen immer als ein Erleiden erlebt werden kann, und dass jeder Eintritt einer Wahrnehmung eine wirkliche Verletzung, ein «Trauma», darstellt, das jeweils durch das Ich wieder ausgeglichen wird. Indem das Ich (im Organismus) das Abgebaute wiederaufbaut, um diese Verletzung zu heilen, verinnerlicht es gleichzeitig den äußeren Eindruck. Es verinnerlicht ihn aber durch eine eigene Tätigkeit. Durch diesen Prozess wird normalerweise jede einzelne Empfindung in die umfassende Empfindung des Selbstgefühls überführt (ausführlich erläutert Wolf-Ulrich

46 Nicht nur optische Wahrnehmungen regen den Organismus zu Nachbildern an, jede Wahrnehmung ist prinzipiell dialogisch und regt den Organismus wie auch die Seele zu Tätigkeiten an. Es geht dabei immer um das Verhältnis von Bewegt-Werden und Selbstbewegung.

Klünker im Kapitel «Empfindung und Gefühl: eine Begriffsklärung» diesen Zusammenhang, S. 162 ff.). An dieser Stelle sind natürlich auch vielfältige Störungsmöglichkeiten gegeben, die dann als traumatische Verletzungen das Selbstgefühl und Selbstbewusstsein bestimmen. Das Ich kann bei bestimmten Erlebnissen anscheinend sein eigenes Bild von sich selbst nicht wiederherstellen. Dadurch geht das gesunde Selbstbewusstsein verloren, und die Möglichkeit zur Auflösung des Selbstbewusstseins ist gegeben (Dissoziation). Auch der psychiatrische Begriff der «Vulnerabilität», also der erhöhten Verletzlichkeit, hat hier seine menschenkundliche Grundlage. Für die therapeutische Praxis stellt sich natürlich die Frage, wie die Kraft zur Herstellung des eigenen Selbstbildes gestärkt werden kann.

Der gleiche Vorgang, der hier für die Sinneswahrnehmung beschrieben wird, kann auch direkt in der Wirklichkeit des Denkens vollzogen werden. Im organischen Nachbilden wird das Ich nur indirekt als diejenige Wesenheit erlebt, die diesen Aufbau ermöglicht. Im Denken selbst kann sich das eigene Ich direkt wahrnehmen, wenn es nicht nur, wie oben beschrieben, das Denken als Tätigkeit innerlich ergreift und erlebt, sondern, wenn es das innerlich belebte Denken jetzt mit dem eigenen Willen ergreift. Sich auch geistig als «Ich» zu erleben setzt voraus, dass geistige Erfahrungen und Inhalte durch das Ich selbstständig durchgearbeitet werden, und, so Rudolf Steiner in Leitsatz 12, durch einen eigenen Willensakt nachgebildet werden. Nur so ist garantiert, dass das erkennende Ich nicht durch seine «geistige Umwelt» bestimmt wird. Das Ich erkennt sich dann in seiner Tätigkeit daran, welche Inhalte nur «modellhaft» übernommen wurden, was in einem ersten Schritt notwendig ist, und welche Inhalte das Ich selbst aufbauen kann. Man kann dieses Phänomen bei sich beobachten, wenn man einmal bemerkt hat, dass man bestimmte Inhalte beim Zuhören und Lesen durchaus innerlich nachvollziehen kann, dadurch aber keinesfalls gesichert ist, dass man diese Inhalte auch wiedergeben könnte. Dabei kann das Ich dann auch bemerken, für welche Inhalte es sich wirklich so interessiert, dass es sich stärker mit ihnen verbindet. Eine solche intensivere Auseinandersetzung und Verbindung kann dann sogar dazu führen, dass sich das Ich durch sie existenziell verändert. Man wird auch in Beratung und Therapie immer wieder bemerken, dass nur eine solche Umwandlung durch das Ich zu einer wirklich tief gehenden Veränderung führt. Man kann aber auch das Ich im Verhältnis zu allen Inhalten darin stärken, sich von den Inhalten dadurch zu befreien, dass es diese Inhalte selbst nachbildet.

Das «Ich» zeigt sich in diesen ersten drei Leitsätzen als ein Bildzusammenhang, der «dem Menschen Gestalt, Wachstum, Bildekräfte verleiht». Es zeigt sich als eine geistige Kraft, die sich aus einem inneren Kräftegeschehen speist, und als ein ganz eigenständiges geistiges Wesen, das sich selbst bestimmt. Ein solcher Ich-Begriff durchdringt den ganzen Menschen, leiblich, seelisch und geistig. Insofern sind auch alle (selbst-)therapeutischen Bemühungen daran auszurichten, wie das Ich in seinen Funktionen gestärkt werden kann. Für eine aktuelle Menschenkunde des Ich wäre zu fragen: Aus welcher Kraft speist sich die Bildekraft des Ich im Organismus? Und wovon ist diese potenzielle Selbstbildekraft abhängig? Auch wäre die Frage zu bewegen, ob die vorhandene Kraft durch aktuelle geistige Bemühungen zu beeinflussen ist. Das würde bedeuten, dass existenzielle psychische und somatische Grenzerfahrungen den Bereich *berühren*, wo die eigene Bildekraft neue aktuelle geistige Grenzerfahrungen braucht.

Welche Wirkungen haben die verschiedenen Ich-Formen?

In der zweiten Gruppe der Leitsätze (14-16) zum Ich untersucht Rudolf Steiner die Wirkungen, die sich aus einem solchen stufenweisen Erfassen des Ich ergeben. Wenn das Ich sich selbst als zusammenhangsbildende Kraft erlebt und sich einen eigenen Zusammenhang schafft, zeigt sich im Kontrast erst die Flüchtigkeit der normalen Bewusstseinsinhalte, in denen das «wahre Ich» nicht gefunden werden kann. Gleichzeitig regt dieses «neue», durch eigene Tätigkeit gebildete, zusammenhängliche Ich dazu an, das ihm zugrunde liegende «wahre Ich» des Menschen zu suchen. Während das normale Bewusstsein an der Suche nach dem «wahren Ich» scheitern muss, wenn es dieses in seinen einzelnen Erlebnissen sucht, kann der lebendige Denkzusammenhang zu dieser Suche anregen. Die erkannte «Wahrheit», dass das Ich eben nicht in den einzelnen Erlebnissen zu finden ist (so intensiv diese auch sein mögen), sondern in dem denkerischen Zusammenhang der Erlebnisse, weist das Ich bei der Suche in die richtige Richtung. Das Ich ist aufgefordert, in den möglicherweise gegensätzlichen und widersprüchlichen Erlebnissen und Möglichkeiten seiner Existenz einen Zusammenhang zu bilden, der diese Möglichkeiten integriert. Dieser Zusammenhang ist in der Gegenwart sozial und biografisch immer weniger gegeben.

Die Einsicht in die darunter liegende Gestalt des «Ich» (das Ich im Astralleib) klärt darüber auf, wie das Verhältnis des Menschen zur geistigen Welt ist. Mit geistiger Welt sind die Kräfte gemeint, die existenziell im menschlichen Leben wirken, ohne dass sie schon durch das Ich bewusst erlebt worden sind oder gar gestaltet werden können. Zu dieser geistigen Welt gehören z. B. die Kraft, die im Denken wirkt, die Kräfte, die in den Empfindungen und Gefühlen wirken, aber auch die Kräfte, die in den Willensbewegungen wirken. Wie kann das Ich eine Beziehung zu diesen Kräften entwickeln, die sowohl die Kräfte bemerkt, aber auch die eigene Ich-Tätigkeit in diesem Kräftegeschehen ermöglicht? Steiner verortet diese Ich-Gestalt «für das gewöhnliche Erleben» in den dunklen Tiefen des Unbewussten. Die Verbindung des Menschen zu der ihn kraftmäßig durchdringenden geistigen Welt ist für ihn eine inspirative. Im gewöhnlichen Bewusstsein zeigen sich diese Inspirationen als «gefühlsmäßiger Abglanz». Der geistige Hintergrund der Gefühle ist so gesehen ein geistig inspirierter. Die Gefühle und die in ihnen enthaltenen geistigen Inspirationen zeigen sich als völlig andere Wirklichkeit des Ich mit ganz eigenen Bedingungen. Sie wirken in den Seelentiefen und vertiefen damit gleichzeitig das mehr zweidimensionale Bild des Ich-Zusammenhanges. Die Empfindung der Gefühle und der in ihnen wirkenden Inspirationen offenbart eine ganz andere Schicht des Ich als die vorige, und sie ist aus der bildhaften Schicht auch nicht abzuleiten. Das zeigt sich schon daran, dass die bildhafte Schicht des Ich vom Ich selbst bewusst hergestellt werden kann, die sogenannte inspirative Wirklichkeit der Gefühle und der einem von außen zustoßenden Erfahrungen ist dagegen ein objektives Geschehen. Es ist erst einmal nicht vom Bewusstseins-Ich zu beeinflussen. Insofern zeigt sich hier eine neue Ich-Wirklichkeit, das Ich begegnet hier den «schöpfenden Kräften dieses Bildes». Ein erstes Verständnis für diese Ich-Gestalt ist deshalb hilfreich, weil dadurch das sogenannte Unbewusste sich aufhellt zu einem Kraftbereich des Ich. Es ist also nicht objektives Naturgeschehen des Organismus, sondern auch der Organismus ist

Organ dieser Ich-Kräfte-Wirklichkeit. Man ist es nur nicht gewohnt, zu dem, was einem zustößt, Ich zu sagen. Dies gilt vor allem dann, wenn das, was einem geschieht, alles das in Frage stellt, was man bisher als sein Leben gedacht hat.

Gleiches gilt für die dritte Gestalt des Ich – sie verweist, nach dem Erleben des Bildes des Ich und der Empfindung der Kräftewesenheit des Ich, auf die Frage, *wer* dieses Ich eigentlich trägt. Wer sind die «geistigen Träger» der astralen Kräfte des Ich? Die Leitsätze fragen geradezu mit der Unterscheidungskraft der aristotelischen Kategorien in die Wirklichkeit des «Ich» hinein. Und diese aktive und qualifizierte Fragehaltung ergibt dann auch ein Erkennen in der Ich-Wirklichkeit. In der letzten Konsequenz zeigt sich nach der dreifachen Frage nach dem Bild des Ich, den Kräften dieses Bildes und den geistigen Trägern dieser Kräfte dann das (wahre) Selbst des Menschen. Diese «selbstständige Wesenheit des Menschen innerhalb einer geistigen Welt» wird in den Leitsätzen als eigentlicher Ausgangspunkt der Selbsterkenntnis gekennzeichnet. Selbsterkenntnis und Selbstentwicklung brauchen anscheinend ein solches vollständiges Bild der menschlichen Ich-Organik. Und damit ist auch eine Therapie ohne eine entsprechende Bemühung um ein umfassendes Verständnis der verschiedenen Ich-Gestalten schwierig. In den Leitsätzen findet sich damit ein wissenschaftliches Instrumentarium, das eine Untersuchung des Ich ermöglicht, ohne in eine problematische Verobjektivierung des Ich oder in eine falsche Subjektivierung zu geraten. Das «Ich» erweist sich dabei nicht nur als geistige Form und Gestalt des individuellen Menschen, es wird auch zum Organ für die Erkenntnis der geistigen und irdischen Verhältnisse. Das Ich als Form des Erkennens ist die Garantie dafür, dass das Erkennen sich *innerhalb* der Welt unterscheidend betätigen kann.

Der Meditationsbegriff der Leitsätze

In den Leitsätzen spricht Rudolf Steiner immer wieder von den meditativen Zugängen zu den verschiedenen Ich-Schichten. Der Begriff der Meditation wird heute in vielfältiger Weise verwendet, deshalb ist es sinnvoll, den Meditationsbegriff der Leitsätze und die meditative Kraft der Leitsätze zu klären. Für Steiner ist Meditation (in den Leitsätzen zum Ich) ein Denken, das, unabhängig von den Sinneserscheinungen, selbst anschauend wird. Es ist also ein im alten philosophischen Sinne «spekulatives» Denken. Die Begriffe, die ein solches Denken benutzt, sind nicht im heutigen Sinne Namen für bestimmte Dinge, sondern Unterscheidungen, die Wirklichkeiten eröffnen. So erschließt erst die Unterscheidung zwischen Bewusstsein und Selbstbewusstsein die entsprechenden Wirklichkeiten im eigenen Erleben. Meditation ist ein mehrstufiges Erkennen, das durch Unterscheidungsbegriffe einen Erfahrungsraum eröffnet, der ohne diese Tätigkeit nicht realisiert werden kann. Der denkende und empfindende Umgang mit den Begriffen ist insofern nicht erkenntnistheoretischer Selbstzweck, sondern Anfang einer Erfahrung, bei der die Begriffe zu Wahrnehmungsorganen werden. In diesem Sinne sind die Leitsätze selbst, einzeln und als Organismus, Denkformen, die als abstrakte Begriffszusammenhänge anfänglich eine gesteigerte Denkkraft erfordern. Dadurch intensivieren sie aber das eigene Denken und eröffnen gleichzeitig den Blick in die eigenen Bewusstseinstatsachen. Wer mit den Leitsätzen umgeht, wird immer auf die Grenze der eigenen Ich-Kraft verwiesen. Das Ich wird deshalb nur zu den Erfahrungen kommen können, die es aus eigener Ich-Kraft auch aufbringen kann. Gleichzeitig wird es aber auf Erfahrungsmöglichkeiten des Ich hingewiesen, die es noch nicht kennt. Das Durchdenken der einzelnen Leitsätze stärkt das Ich durch die nötige Kraftaufbringung und ermöglicht ihm gleichzeitig, sich selbst tiefer gehend zu erfahren. Das Ich hat in einer solchen Form eine Art Modellerfahrung, wie es sich geistig vertiefen kann, ohne in problematischer Weise geistig überformt zu werden. Geistiger Inhalt und geistige Kraft sind in den Leitsätzen in eine für das Ich notwendige Relation gebracht. Das Ich ist Form und Maß der Leitsätze und wird zum Ausgangspunkt und Organ für weitere Erkenntnisbemühungen.

Die meditativ zu erschließende Schicht der Leitsätze regt durch ihren Denkorganismus die Bildkräfte des Ich an, ebenso wie sie Empfindungen der Inspiration wachrufen kann und die geistige Eigenbewegung des Ich aufweckt. Die Leitsätze sind insofern selbst eine Art Therapeutikum des Ich. Es kann sich in ihnen selbst (be-)greifen. In direkter Weise kann das Ich die Leitsätze nur für sich selbst aufgreifen, in indirekter Weise wirken sie auch durch dasjenige Ich hindurch, das sie für sich erarbeitet hat, weil durch die dadurch entwickelten Organe die Ich-Erfahrung des anderen Menschen zu einem anderen Erleben kommen kann.

Was braucht das Ich in der Gegenwart für sein Leben?

Der Umgang mit den Leitsätzen zum Ich erlaubt den Blick in eine Situation, in der das Erkennen des Ich in seinen verschiedenen Gestalten und Umgebungen noch Neuland ist. Rudolf

Steiner betritt hier ein Gebiet, das wissenschaftlich, aber auch im Leben noch in keiner Weise repräsentiert ist. Zu Beginn des 20. Jahrhunderts waren eine seelisch-soziale und auch die konstitutionelle Einbindung des Menschen in seine Umgebungsverhältnisse überwiegend noch vorhanden. Bewusstseinsmäßig und wissenschaftlich wurde diese Einbindung zunehmend infrage gestellt. Naturwissenschaft und Psychologie versuchten, ebenso wie die Anthroposophie, in die Tiefen der unbewussten Kräfte von Natur und Mensch einzudringen. Die Auseinandersetzung ging darum, wie Zugänge in diesen Bereich hinein möglich sind. Während die Naturwissenschaft bis heute die Ursachen des Seelischen im physiologischen Geschehen sucht, also in einem dem Seelischen selbst Äußeren, versuchte die Psychologie das innere Unbewusste darüber zu erreichen, dass die in ihm verborgenen Erlebnisse der Vergangenheit als Ursachen gegenwärtigen seelischen Lebens aufgedeckt werden sollten. Die Anthroposophie versuchte stattdessen im Unbewussten die geistigen Kräfte freizulegen, die für eine bewusste Ich-Entwicklung gebraucht werden.

In der Gegenwart haben sich diese lebensmäßigen Einbindungen in die Verhältnisse der Umgebung immer mehr aufgelöst. Auch die Biografie des Menschen ist nicht mehr in ihrer Zusammenhänglichkeit und Kontinuität gesichert. Deshalb ist der Mensch nun immer mehr darauf angewiesen, die ihn tragenden Konstellationen selbst zu bilden. Auch die seelischen Erlebniskräfte höhlen immer mehr aus, wenn sie nicht aus dem Interesse des Ich heraus eine innere Tiefe und Richtung bekommen. In der Summe bedeutet dies nichts anderes, als dass die in den Leitsätzen erfasste seelisch-geistige Wirklichkeit des Ich inzwischen Lebensgrundlage des Menschen geworden ist. Sein Leben und Erleben ist in großem Maße aus dem eigenen Ich getragen. Auch die geistigen Umgebungen des Menschen, sein geistiges Fundament in religiösen oder weltanschaulichen Grundlagen entsprechen nicht mehr den aktuellen Möglichkeiten des Ich und verlieren deshalb ihre Kraft und ihre Funktion. Da, wo solche älteren geistigen Inhalte und Lebensformen noch «erfüllend» wirken, liegt dem in Wirklichkeit meist die Tatsache zugrunde, dass das Ich ihnen diese Kraft zuvor (oft unbewusst) selbst geschenkt hat. Die Frage nach dem Ich ist inzwischen zum zentralen Lebensproblem geworden, ohne dass ein Bewusstsein dafür vorhanden sein muss. An ihr zeigt sich, wie eine Erkenntnisfrage oder ein Problem des Bewusstseins in der weiteren Entwicklung sich zu einer Lebensfrage vertieft, ohne dass der Zusammenhang direkt anschaubar ist.

Der «Erkenntnisweg» Rudolf Steiners durch die verschiedenen Gestalten des Ich beginnt mit dem Alltagsbewusstsein, geht von da aus weiter zum «Bild» des Ich im eigenen Leben, zum Ich in den wirkenden seelisch-geistigen Kräften, bis zu einem «Selbst», das sich in einer geistigen Umgebung erkennt. Steiner unternimmt damit den Versuch (und in den weiteren Leitsätzen wird dies noch ausdifferenziert), die jeweilige Einbindung des Menschen in eine geistige Umgebung so freizulegen, dass gleichzeitig die geistige Individualität dabei immer erkennbarer wird. Es wird das menschliche Wesen in moderner Weise als intim verbunden mit seiner «hierarchischen Umgebung» beschrieben, und erst in dieser jeweiligen Verbindung ist das «Ich» wirklich zu erkennen. Wenn die äußeren Formen dieser Einbindung aber immer weniger vorhanden sind, stellt sich die Frage, wie eigentlich heute dieser Weg gegangen werden könnte und in welcher Weise der in den Leitsätzen beschriebene Weg nützlich sein kann.

Einige Ansätze sollen hier gerade für therapeutische Fragestellungen skizziert werden. Es handelt sich dabei um mehr fragende Blicke in die gegenwärtige Situation des «Ich». In den Leitsätzen zum Ich (11-16) wird von einer konkreten Aktivierung der eigenen Erkenntnistätigkeit gesprochen, um der jeweiligen Bewusstseinsumgebung gerecht zu werden. In den letzten Leitsätzen zu Natur und Unternatur (183-185) wird dieser Zusammenhang zwischen Aktivierung des Erkennens und der folgenden Wahrnehmung weiter zugespitzt. In diesen Leitsätzen wird geradezu die Formel aufgestellt, dass ohne eine über die Natur hinausgehende Erkenntnis auch keine «normale» Naturanschauung mehr möglich ist, sondern nur noch eine Art technischer Unter-Natur wahrgenommen werden wird. In dieser Diagnose wird der in den Ich-Leitsätzen beschriebene normale Verlauf von Wahrnehmung als Bewusstseinsabbau und folgendem Aufbau durch das «Ich» letztlich umgedreht: Erst der übersinnliche «Aufbau» des «Ich» ermöglicht noch eine normale sinnliche Wahrnehmung. Ohne eine solche Vorleistung des Ich wird nur Unternatürliches wahrgenommen. Es wäre zu prüfen, ob das im Organismus und in der Biografie wirkende *Bild des Ich* noch ausreichende Aufbau-Kräfte aus sich heraus enthält, um das Leben zu gestalten (und damit auch die Wahrnehmung auszugleichen und in einen Zusammenhang zu bringen), oder ob nicht auch dieses Bild des Ich aktuelle geistige Impulse aus der eigenen Tätigkeit braucht, um seine Funktion als «Gesundheit» erfüllen zu können.

Gerade in den letzten Äußerungen zu diesem lebensgestaltenden Seelischen (z. B. im *Heilpädagogischen Kurs*) wird dieses Bild des Ich als ein vorgeburtlich wirkendes Seelisches beschrieben. Es ist ein Erkenntniszusammenhang, der vorgeburtlich den Organismus nach den Maßgaben der eigenen Erkenntnismöglichkeiten gestaltet. Der Mensch bildet dadurch die zwischenmenschlichen, leiblichen und geografischen Zusammenhänge, in die er sich verkörpert. Auch die Biografie speist sich aus diesen vorhandenen Zusammenhängen – sie wird durch die dadurch angelegten Verhältnisbildungen zur Welt veranlagt.[47] Natürlich ist dieses lebendige Bild des Ich auch dadurch charakterisiert, dass es bestimmte Erkenntnismöglichkeiten nicht hat. Es ist prinzipiell entwicklungsbedürftig. Diese Entwicklung ist aber als Ich-Entwicklung nicht mehr durch die Umgebung garantiert. Die Frage, wie diese Entwicklung aus dem Ich anzuregen ist, eröffnet ein weites Feld im Umgang mit organischen oder biografischen Problemen. Für diese therapeutische Perspektive ist der von Rudolf Steiner beschriebene Tatbestand, dass das lebendige Bild des Ich durch eine bestimmte geistige Aktivierung zu erreichen ist, weiter von Bedeutung.

47 Klünker, W.-U.: *Die Empfindung des Schicksals. Biographie und Karma im 21. Jahrhundert*. Stuttgart: Verlag Freies Geistesleben; 2011, S. 14.

Anthroposophische Leitsätze 11–16[48]

11. Das Selbstbewusstsein, das im «Ich» sich zusammenfasst, steigt aus dem Bewusstsein auf. Dieses entsteht, wenn das Geistige in den Menschen dadurch eintritt, dass die Kräfte des physischen und des ätherischen Leibes diese abbauen. Im Abbau dieser Leiber wird der Boden geschaffen, auf dem das Bewusstsein sein Leben entfaltet. Dem Abbau muss aber, wenn die Organisation nicht zerstört werden soll, ein Wiederaufbau folgen. So wird, wenn für ein Erleben des Bewusstseins ein Abbau erfolgt ist, genau das Abgebaute wieder aufgebaut werden. In der Wahrnehmung dieses Aufbaues liegt das Erleben des Selbstbewusstseins. Man kann in innerer Anschauung diesen Vorgang verfolgen. Man kann empfinden, wie das Bewusste in das Selbstbewusste dadurch übergeführt wird, dass man *aus sich* ein Nachbild des bloß Bewussten schafft. Das bloß Bewusste hat sein Bild in dem durch den Abbau gewissermaßen leer Gewordenen des Organismus. Es ist in das Selbstbewusstsein eingezogen, wenn die Leerheit von innen wieder erfüllt worden ist. Das Wesenhafte, das zu dieser Erfüllung fähig ist, wird als «Ich» erlebt.

12. Die Wirklichkeit des «Ich» wird gefunden, wenn man die innere Anschauung, durch die der Astralleib erkennend

48 Erstveröffentlichung in der Beilage der Wochenschrift *Das Goetheanum,* Leitsätze 11-13 (16. März 1924); Leitsätze 14-16 (23. März 1924).

ergriffen wird, dadurch weiter fortbildet, dass man das erlebte Denken in der Meditation mit dem Willen durchdringt. Man hat sich diesem Denken zuerst willenslos hingegeben. Man hat es dadurch dazu gebracht, dass ein Geistiges in dieses Denken eintritt, wie die Farbe bei der sinnlichen Wahrnehmung in das Auge, der Ton in das Ohr eintritt. Hat man sich in die Lage gebracht, dasjenige, das man auf diese Art, durch passive Hingabe, im Bewusstsein verlebendigt hat, durch einen Willensakt nachzubilden, so tritt in diesen Willensakt die Wahrnehmung des eigenen «Ich» ein.

13. Man kann auf dem Wege der Meditation zu der Gestalt, in der das «Ich» im gewöhnlichen Bewusstsein auftritt, drei weitere Formen finden: 1. In dem Bewusstsein, das den Ätherleib erfasst, erscheint das «Ich» als Bild, das aber zugleich tätige Wesenheit ist und als solche dem Menschen Gestalt, Wachstum, Bildekräfte verleiht. 2. In dem Bewusstsein, das den Astralleib erfasst, offenbart sich das «Ich» als Glied einer geistige Welt, von der es seine Kräfte erhält. 3. In dem Bewusstsein, das eben als das zuletzt zu erringende angeführt worden ist, zeigt sich das «Ich» als eine von der geistige Umwelt relativ unabhängige, selbstständige geistige Wesenheit.

14. Die zweite Gestalt des «Ich», die in der Darstellung des dritten Leitsatzes (13) angedeutet worden ist, tritt als «Bild» dieses Ich auf. Durch das Gewahrwerden dieses Bildcharakters wird auch ein Licht geworfen auf die Gedankenwesenheit, in der das «Ich» vor dem gewöhnlichen Bewusstsein erscheint. Man sucht durch allerlei Betrachtungen in dem gewöhnlichen Bewusstsein das «wahre Ich». Doch eine ernstliche Einsicht in die Erlebnisse dieses Bewusstseins zeigt, dass man in demselben dieses «wahre Ich» nicht finden kann;

sondern dass da nur der gedankenhafte Abglanz, der weniger als ein Bild ist, aufzutreten vermag. Man wird von der Wahrheit dieses Tatbestandes erst recht erfasst, wenn man fortschreitet zu dem «Ich» als Bild, das in dem Ätherleibe lebt. Und dadurch wird man erst richtig zu dem *Suchen* des Ich als der wahren Wesenheit des Menschen angeregt.

15. Die Einsicht in die Gestalt, in der das «Ich» im Astralleibe lebt, führt zu einer rechten Empfindung von dem Verhältnisse des Menschen zu der geistigen Welt. Diese Ich-Gestalt ist für das gewöhnliche Erleben in die dunkeln Tiefen des Unbewussten getaucht. In diesen Tiefen tritt der Mensch mit der geistigen Weltwesenheit durch Inspiration in Verbindung. Nur ein ganz schwacher gefühlsmäßiger Abglanz von dieser in den Seelentiefen waltenden Inspiration aus den Weiten der geistigen Welt steht vor dem gewöhnlichen Bewusstsein.

16. Die dritte Gestalt des «Ich» gibt die Einsicht in die selbstständige Wesenheit des Menschen innerhalb einer geistigen Welt. Sie regt die Empfindung davon an, dass der Mensch mit seiner irdisch-sinnlichen Natur nur als die Offenbarung dessen vor sich selber steht, was er in Wirklichkeit ist. Damit ist der Ausgangspunkt wahrer Selbsterkenntnis gegeben. Denn jenes Selbst, das den Menschen in seiner Wahrheit gestaltet, wird sich der Erkenntnis erst offenbaren, wenn er vom Gedanken des Ich zu dessen Bilde, von dem Bilde zu den schöpfenden Kräften dieses Bildes, und von da zu den geistigen Trägern dieser Kräfte fortschreitet.

Die Leitsätze sind dem Band *Anthroposophische Leitsätze* (GA 26, 2013, S. 19-22) entnommen. Der Abdruck erfolgt mit freundlicher Genehmigung des Rudolf Steiner Verlags/Dornach.

Veränderungen des Ich

Begleitung von Kindern und Jugendlichen

Maria Tolksdorf

Seit einigen Jahren kann ich in meiner Arbeit als Kinder- und Jugendlichenpsychotherapeutin beobachten, dass Kinder und Jugendliche ein natürliches Eingebundensein in soziale Strukturen und Wertesysteme nicht mehr selbstverständlich erleben. Wegen dieses zunehmenden Verlusts traditioneller sozialer Strukturen begegnen mir Kinder und Jugendliche, die erschöpft, traurig und überfordert sind. Die Beziehungen zwischen Eltern und Kindern scheinen sich grundlegend zu verändern. Früher war die Erziehung in der natürlichen Folge der Generationenordnung begründet. Die elterliche Rolle galt als eindeutig und unhinterfragt. Es wurde aus einer Tradition heraus entschieden und gehandelt. Heute vermitteln Autoritäten, Normen, Werte und Regeln keine richtungsweisenden Hilfen mehr, was als Verlust von Halt, Orientierung und Sicherheit erlebt wird. Die Beziehung zum anderen Menschen und zur Welt schwankt, ein geringes Selbsterleben bis hin zur inneren Leere zeigt sich. Auch die Angst vor Einsamkeit und Isolation wird beschrieben.

Was aber bleibt, wenn tradierte Werte nicht mehr tragen und keine Orientierung bieten? Dieser Verlust schafft einen Raum, in dem sich das Individuum nackt fühlen kann, vielleicht sogar verloren. Gleichzeitig eröffnet dieser Raum jedoch die Chance auf einen neuen Ich-Begriff. Es stellt sich somit die Frage, wie diese Nacktheit als Potenzialität des Kindes und Jugendlichen begriffen werden kann. Vorliegender Aufsatz möchte einen Beitrag zu dieser Aufgabe leisten, indem er auf die neue Ich-Situation verweist und versucht, für diese eine Sensibilität zu wecken.

Die Frage ist, wie ich als Therapeutin, aber auch die Pädagogik und Psychotherapie generell, an diese neue Ich-Situation anknüpfen und damit eine neue seelische Eingebundenheit ermöglichen können. Eine solche Pädagogik und Psychotherapie müsste versuchen, empfindsam für die Situationen von Einsamkeit, Mut- und Orientierungslosigkeit zu werden. Diese neue sensible Aufmerksamkeitshaltung kann dann einen Raum eröffnen, in dem sich die Kinder und die Jugendlichen wahrgenommen fühlen.

Eltern berichten in Gesprächen, ihre Kinder nicht mehr zu verstehen. Sie wissen, dass Erziehung heute deutlich von den Wegen ihrer Eltern und Großeltern abweicht und somit von der Annahme, dass es eine «richtige» Erziehung gäbe. Auch werden Ängste beschrieben, neue Wege zu beschreiten, aus der Sorge davor, Fehler zu begehen. Ich erlebe, wie Eltern aus dieser Unsicherheit heraus auf sogenannte alte Erziehungskonzepte zurückgreifen, in denen es um das Setzen von Regeln und Grenzen geht. Hierbei wird viel auf die Kinder eingeredet, sie werden oft korrigiert und gemaßregelt. Dann erlebe ich wieder Eltern, die allen Konflikten aus dem Weg gehen, oftmals um Ärger, Wut und Schmerz zu vermeiden. Viele Eltern wünschen sich Beratung und Ratschläge, wie sie mit dem jeweiligen Verhalten ihrer Kinder umgehen können. Meist wird den Eltern, deren Kinder in der Schule nur schwer zu integrieren sind, empfohlen, Psychologinnen und Psychotherapeutinnen aufzusuchen. Mithilfe diverser psychologischer Tests hofft man, Auskunft über die verschiedenen Begabungen, Auffälligkeiten und Fähigkeiten der Kinder und Jugendlichen zu bekommen. An diesem Punkt entscheiden sich die Eltern oder Jugendlichen oft selbst für eine Therapie.

Auch in der Pädagogik versucht man, mithilfe von Testverfahren Kinder und Jugendliche zu überprüfen, um zu sehen, ob sie sich gemäß den vorgegebenen Entwicklungsstufen entwickeln. Hier besteht ebenfalls die Gefahr, die Kinder und Jugendlichen zu kategorisieren und zu beurteilen, sie als unwissende Wesen zu betrachten, die unzulänglich sind und geschult werden sollen, damit sie den allgemeinen Ansprüchen der Gesellschaft genügen. Mit dieser Vorgehensweise zeigt sich, dass hier individuelle Entwicklungsschritte zugunsten einer Orientierung an objektiven Kriterien an Bedeutung verlieren. So wird die Individualität meist nur als etwas rein Subjektives bewertet, das objektive Richtlinien benötigt, um irgendwie eingeordnet werden zu können. Die Individualität ist in Gefahr, hinter diesen sogenannten objektiven Kriterien, die als wissenschaftlich und damit als bewiesen und wahr angesehen werden, zu verschwinden.

Betrachtet man heute die Tagesabläufe von Kindern, wird deutlich, dass ihnen kaum noch Zeit für eine spielerische und freie Entwicklung zur Verfügung steht. Dem gesunden Spieltrieb des Kindes, diesen unmittelbaren Kräften, in denen die Individualität begründet ist, wird immer weniger Raum gegeben. Ich denke, das liegt daran, dass die Bedeutung des Spiels für die individuelle Entwicklung nicht mehr erlebt oder erkannt wird. Man meint, dass frühkindliches Fördern und Lernen die beste Voraussetzung für eine gute Entwicklung sei. So wird das Kind bezüglich seines Spieltriebs eher begrenzt und angehalten zu lernen. Doch für das Kind bedeutet dies ein zunehmend geringeres Erleben seiner eigenen Impulse, und dadurch wird es irritiert. So besteht die Gefahr, dass der Freiheitsimpuls und die Kreativität der Kinder zurückgedrängt, gehemmt oder blockiert werden. Diese zurückgestauten Impulse können jederzeit gegen sich selbst gerichtet werden. Dies kann sich dann in destruktiven Impulsen wie Aggression, Resignation und Vermeidung zeigen. Besonders in der Pubertät brauchen die Jugendlichen diese Kräfte, die Individualitätskräfte sind, welche ihnen dann aber infolge des Nichtauslebens der eigenen Kreativität nicht zur Verfügung stehen. So werden sie sich selbst zunehmend fremd. Diese Isolation erleben sie nicht nur von sich selbst, sondern auch vom anderen Menschen und von der Welt.

Jugendliche, die zu mir in die Praxis kommen, nehme ich als zunehmend erschöpft wahr. Nicht selten sind sie von selbstabwertenden und sich infrage stellenden Gedanken geplagt. Diese Situation erleben sie als ausweglos. Manchmal kommen sie bereits mit einer Diagnose in die Therapie, durch die sie sich noch zusätzlich stigmatisiert und hoffnungslos fühlen. Hier besteht die Gefahr, vom Störungsbild aus auf die Kinder und Jugendlichen zu blicken, wobei die Individualität zugunsten einer Klassifizierung an Bedeutung verliert. Zu Hause und in der Schule sind sie diesen bewertenden und letztlich die Individualität verachtenden Blicken ausgesetzt. Dieser Blick auf den Menschen führt zu einem Missverständnis, da die Persönlichkeit immer mehr in den Hintergrund tritt.

In Gesprächen beschreiben Jugendliche eine große Daseinsunsicherheit und Orientierungslosigkeit sowie Gefühle von Leere und Sinnlosigkeit. Seelisch bewegen sie sich in einem Bereich, in dem ihnen nichts mehr Sicherheit gibt. Sie erleben kein Richtig oder Falsch, sondern sind auf sich selbst zurückgeworfen und müssen wie aus einem Nichts heraus Entscheidungen treffen. Vor einer Entscheidung erfahren sie einen Raum, in dem es gilt, einen Punkt zu fassen, der weiterführt.

«Hat man diesen aber nicht, so fällt man in ein schwarzes Loch, und hinterher kommt die Leere.» Sie stellen Fragen an ihr Leben, die existenziell sind, und beschreiben ihre Suche als eine nach dem eigenen Ich, das sie nicht finden können. Auch erleben sie sich als verschwunden, als Schatten oder Spiegel. Sie sind auf der Suche nach ihrer eigenen Identität und schildern, sich als nicht dazugehörig und fremd zu fühlen. Oft folgen Rückzug und Desinteresse als Reaktion und es entsteht eine Verständnislosigkeit sich selbst, dem anderen und der Welt gegenüber. Dieses Sich-selbst-nicht-verstehen-und-erleben-Können löst Ängste aus. Es besteht eine große Sehnsucht nach Selbsterkenntnis. Dieses Gefühl, sich selbst nicht zu verstehen und von anderen nicht verstanden zu werden, führt zu einer immer größeren Verunsicherung. Das Auf-sich-allein-gestellt-Sein, orientierungslos zu sein und nicht zu wissen und zu empfinden, wer man selbst ist, wird als Einsamkeit und als Schmerz wahrgenommen. Daraus resultieren Krisen und seelische Verunsicherungen. (Siehe dazu auch die Kasuistiken im Anschluss.)

Die Möglichkeit einer Neuorientierung

Kinder und Jugendliche fordern von ihrer Umgebung in unbewusster Weise, dass diese es wagt, sich bewusst der Verunsicherung und Krise und damit der Möglichkeit der Neuorientierung zu stellen. Wie könnte eine Neuorientierung aussehen? Versucht man die oben beschriebene Krise zu überwinden, indem man sich bekannter Methoden und Denkbewegungen bedient, so wird schnell klar, dass zwar eine kurzfristige Sicherheit erzeugt werden kann, nicht jedoch eine langfristige Orientierung. Wo der Mensch in gewohnten automatischen Gedanken ist, ist kein Ich-Bewusstsein zu erleben. Er wendet sich damit gegen jene Qualität, die es jetzt braucht, um in dieser offenen und neuen Situation bestehen zu können.

Es braucht ein Denken, das sich auf die eigene Erfahrung und Denkbewegung stützt. Das neue, auf Freiheit gestützte Denken fordert eine geistige Präsenz, die es wagt, sich von automatischen Gedanken frei zu machen, und das nicht versucht, sich auf Werte, Moral und Ideen zu stützen, die auf die Vergangenheit gerichtet sind, sondern diese immer wieder zukunftsgerichtet infrage stellt. Dies wäre eine intensive Bemühung, durch die eine Kraft spürbar werden könnte, die es ermöglicht, die eigene innere und äußere Lebensverfassung ins Bewusstsein zu nehmen. Mit diesem Prozess ist es möglich, mich zu identifizieren. Es ist eine Chance, frei und eigenverantwortlich Bewusstsein von meinem Ich, Bewusstsein von meiner geistigen Existenz zu entwickeln. Und dazu braucht es diese Krise, «damit das Bewusstsein zum Selbstbewusstsein im Menschen» kommen kann. Die Krise ist also notwendig, damit das Ich sich selber finden kann.

Die Frage ist, wie stelle ich mich in einen Raum, in dem ich frei vor die Entscheidung gestellt bin, eine Tat «tun oder unterlassen zu können oder mich völlig neutral zu verhalten». Hier entscheide und handle ich aus einer maximalen Wachheit und Aufmerksamkeit und kann so etwas von meinem Ich erleben und einen neuen Schritt in die Zukunft wagen. In dieser aktuellen geistigen Präsenz kann eine Kraft erlebt werden, die es ermöglicht, sich immer wieder mutig in diesem Gegenwartsmoment zu halten und auf diese Weise neu zu konstituieren. Diese geistige Selbstaktivierung ist mehr ein Raumgeschehen als ein Zeitgeschehen, da sie gleichzeitig auf die Welt, den anderen Menschen und mich selbst gerichtet ist. Ist es mir möglich, mich in dieser Aktivierung zu halten, so kann sich mir zeigen, was meine Intentionalität ist. Sie ist diejenige Kraft, die sowohl in der Leibesentwicklung wie in der biografischen Entwicklung unbewusst schaffend war. Diese Kraft ist die Individualitätskraft, die zur Bewusstseinskraft geworden ist.[49] Wie kann der Mensch heute diese Kraft in sein Erleben bringen, wie kann er diese Kraft bewusst ergreifen, um an sie anzuschließen?

Überall da, wo der Mensch es wagt, sich in diesem Gegenwartsmoment, in dieser maximalen Wachheit zu halten, die gleichzeitig bedeutet, dass er sich auf völlig Unbekanntes einlässt, wird eine Kraft spürbar, durch die er sich in diesem Wagnis halten kann. Und gleichzeitig ist er dieses Wagnis selbst. Denn das Wagnis hält die Spannung und damit die Kontinuität zwischen seiner Intentionalität und seiner heutigen Situation. Dadurch wird eine neue Wahrnehmungs- und Empfindungsqualität gebildet, in der unmittelbar die eigene Intentionalität und die des anderen zum Tragen kommen. Es wird eine Begegnung mit mir selbst, mit dem anderen Menschen und der Welt möglich. In diesem Kontext können die Krisen unserer Zeit und damit auch der Verlust der zwischenmenschlichen Bezüge betrachtet werden. Die Krise ist dann kein Endpunkt, sondern ein Ausgangspunkt für ein neues Selbstbewusstsein und für neue Begegnungen zwischen Menschen. Für die Pädagogik und die Psychotherapie würde das bedeuten, sich dafür sensibel zu machen und diese Aussichtslosigkeit als Ausgangspunkt für ein neues Selbstbewusstsein und für neue zwischenmenschliche Bezüge zu erkennen.

49 Klünker, W.-U.: «Geburt und Kindheit: Entwicklungsbedingungen des Kindes heute». Ansprache bei einer Veranstaltung der Novalis-Stiftung 2001.

Wie kann das menschliche Ich des Kindes bemerkt und erreicht werden?

Dabei ist entscheidend, *wie* Eltern, Pädagogen und Psychotherapeuten eine am Kind zeitgemäße Menschenkunde entwickeln, die das Geistige im Menschen individuell begreift und mit diesem Bestreben ein Umfeld schafft, in dem sich das Kind selbst individuell erfahren kann. Wie gestalte ich als Psychotherapeutin ein Milieu, das es dem Kind gestattet, sich zu zeigen, das heißt seinen ureigenen, neuen, mir unbekannten Impulsen folgen kann? Wie werde ich sensibel dem Neuem gegenüber? Hier sind die Kinder das Neue. Der Erwachsene muss sich öffnen für die Intentionen der Kinder, für das, was ihm in den Kindern entgegentritt, anstatt sie als unwissende Wesen zu betrachten, die zu erziehen sind und denen die Welt aus den Erfahrungen der Vergangenheit erklärt wird. Die Ankunft des Neuen scheint zu verletzen, wird zu einer Wunde, die, so meint man, immer größer wird, wenn sie nicht mit den Kräften der Sicherheit zu schließen versucht wird. Überall da, wo wir Sicherheit suchen, versperren wir uns gegenüber der Welt und den Menschen.

Es begegnen sich zwei Qualitäten, das Alte und das Neue. Das Alte, Erfahrene hat den Anspruch, aus der Erfahrung heraus zu wissen, was Kinder heute brauchen. In dieser Gefangenschaft der Erfahrungen und Normen bemerkt der Mensch nicht, dass er sich sowohl der Welt als auch dem Kind gegenüber verschließt. Das Kind erlebt sich hilflos in seinem Nicht-gesehen-Sein, mit seinen Impulsen, denn es ist darauf angewiesen, wahrgenommen zu werden, benötigt die geistige Selbstaktivierung des Erwachsenen. An dieser geistigen Selbstaktivierung, die eine Aufmerksamkeitshaltung mir selbst und gleichzeitig dem anderen gegenüber ist, partizipiert das Kind. In diesem Kraftbereich, der entwicklungsfähig ist, erlebt sich das Kind, weil es hier wahrgenommen wird. So kann erfahrbar werden, was sonst im Verborgenen bleiben würde. Das Kind braucht in seiner Umgebung Erwachsene, die sich einlassen können auf das Sich-frei-entwickeln-Wollende des Kindes. Das im Kind verborgene Persönliche ist auf einen erkennenden individuellen Begriff, der einen Empfindungsraum gestaltet, angewiesen. Darin kann das Kind innerlich aufstehen, hineingestalten und sich erleben, da dieser Begriff an ihm entstanden ist. Es wird in seinen eigenen, ihm zur Verfügung stehenden Potenzialen bemerkt. Mit dem intentionalen Blick auf das Kind und dem damit einhergehenden Sich-Einlassen auf das Neue entsteht ein Kraftbereich, ein Raum, in dem das Kind sich gesehen fühlt, in dem es sich zeigen und aufrichten kann.

Wie kann das menschliche Ich therapeutisch erreicht werden?

Wie kann sich heutiges therapeutisches Handeln dieser neuen, frei gewordenen Ich-Situation stellen und damit einen Ich-Begriff entwickeln, der sich in der und durch die Begegnung von Menschen, aber gleichsam individuell seelisch wieder neu eingliedert? Es braucht ein Interesse am anderen Menschen, sich in die seelische Lage des anderen einzufühlen, auch in seine schwierigsten Zusammenhänge. Dieses Mitgehen und Mitleiden ist nicht sentimental, sondern stellt eine Willenstätigkeit dar, die die eigene geistige Kraft freilegt und befähigt, die geistige Lage des anderen wahrnehmen kann.

So entsteht ein Raum, ein Empfindungsraum, der Ich-verbindende Momente schafft, in denen man sich immer wieder neu begegnet. Die Therapeutin ist dabei nicht Mittlerin emotionaler oder kognitiver Einsicht, auch nicht Objekt der Übertragung, sie steht vielmehr in einer wechselseitigen Beziehung mit den Patientinnen, sodass beide Zeuginnen ihres Selbstseins werden. Diese Zeugenschaft spiegelt nicht und bildet nicht ab, sondern sie erkennt und begreift etwas am anderen. Dies kann als Kraftwirkung und Kraftzusammenhang erlebt werden, indem sich eine Entwicklungsoffenheit zeigt, die als eine neue Dimension erlebt wird. Dieser Moment akkumuliert und wird als Gegenwartsmoment, als Jetzt-Moment erlebt. Voraus geht eine Krise, in der es sich zu halten gilt – mittels Willenskraft ist es möglich, durch den Krisenpunkt, der ein Nullpunkt ist, zu gehen. In diesem Gegenwartsmoment, diesem Jetzt-Moment, wird ein Kraftpotenzial erfahrbar. Es tritt der Moment der Begegnung ein, die Begegnung der Therapeutinnen mit sich selbst und mit dem anderen, also ein Bereich des gegenseitigen Entstehen-Lassens des Neuen. In diesem Prozess des Zusammenwirkens, aus dieser gegenseitigen Zeugenschaft, ist eine spontane Herausbildung neuer Impulse und Entwicklungsmöglichkeiten wahrzunehmen, aus denen dann Gesundungskräfte hervorgehen können.

Kasuistiken

In den Therapiesitzungen konfrontiere ich mich immer wieder mit der Frage, welche Qualität die Gespräche benötigen, damit die Jugendlichen in sich eine Kraft bilden wollen und können, die sich ihrer Krise zur Verfügung stellt.

Kasuistik 1

Eine 17-jährige Jugendliche beschreibt, wie sie darunter leide, nicht mehr spontan und frei essen zu können, und gezwungen sei, genau darauf zu achten, wie viel sie esse. Oft esse sie nichts aus Angst, die Kontrolle über ihren Körper und über sich selbst zu verlieren. Sie strukturiere ihren Tag sehr eng, wodurch sie sich eingeengt fühle, sie könne es aber auch nicht unterlassen, da sie sich sonst in einem Raum der völligen Orientierungslosigkeit befände. Entscheidungen strengen sie sehr an, weil sie jede Entscheidung bewusst treffen müsse, da sie kein Richtig oder Falsch in sich erlebe, sondern jede Entscheidung wie aus einem Nichts heraus treffen müsse, selbst wenn es nur darum ginge, eine Freundin anzurufen, Hausaufgaben zu machen oder ins Bett zu gehen. Sie erlebe sich dann ganz auf sich selbst zurückgeworfen.

Betrachtet man diese Orientierungslosigkeit nicht ausschließlich als Störung, die durch die Therapie möglichst beseitigt werden soll, sondern unter dem Blickwinkel der Neuorientierung und Selbstentwicklung, so kann die Seele Kräfte entwickeln, die sie über die Ohnmacht hinausführt. Meine psychotherapeutischen Interventionen bestanden hauptsächlich darin, ihre Verlorenheit und Ängste vor Kontrollverlust verstehen zu wollen und diese nicht zu interpretieren oder zu deuten, oder gar Methoden anzudenken, wie die Patientin diese Krise möglichst schnell überwinden könne. Dabei entstanden Gespräche, in denen die Patientin sich verstanden erlebte. Sie beschrieb, dass es ihr durch mein mitfühlendes Verstehen möglich war, dieser Krise nicht auszuweichen, sondern zu versuchen, sich darin zu halten. Sie fühlte, dass diese Tätigkeit etwas mit ihr ganz persönlich zu tun hatte, und beschrieb, eine Ahnung von ihrem Selbstgefühl zu bekommen. Die Patientin gab an, dass sie einen Raum erlebe, «in dem es einen Punkt zu fassen gilt, der weiterführt».

Kasuistik 2

Eine 18-jährige junge Frau mit schweren traumatischen Erlebnissen in der Kindheit lebte seit dem 14. Lebensjahr in einer therapeutischen Wohngruppe. Immer wieder äußerte sie suizidale Gedanken und zeigte selbstverletzendes Verhalten. Zu Beginn der Therapie nahmen ihre Verletzungen in der Kindheit und ihr selbstverletzendes Verhalten in den Gesprächen viel Raum ein. Sie beschrieb immer wieder ihre selbstabwertenden Gedanken, die sie plagten, die sie aber nicht loslassen konnte, und sie klammerte sich an ihr Selbstbild, nichts wert zu sein, nichts zu können und schlecht zu sein. Dieses Selbstbild gab ihr zwar eine gewisse Sicherheit, aber sie bemerkte bald, dass diese ein Stillstand ist. Aus diesem Selbstbild herauszutreten war aber für die Patientin zu diesem Zeitpunkt noch undenkbar. Ich versuchte immer wieder, diese ausweglosen Situationen mitzufühlen und innerlich mitzugehen, ohne die Patientin verändern zu wollen. Diese innere Teilnahme ist in dem Sinne frei, da sie nicht an ein sentimentales Gefühl meinerseits gebunden ist, auch nicht an Vorstellungen, wie dies zu deuten oder zu behandeln sei. Diese freie und offene Situation eröffnete einen Raum, in dem die Patientin Impulse verspürte, etwas verändern zu wollen. Diese Impulse wurden immer kraftvoller, sodass sie deutlich machte, sich nicht mehr auf ihre Vergangenheit reduzieren zu wollen, sie sei mehr als nur ihre Vergangenheit.

Kasuistik 3

Eine 20-jährige Patientin beschreibt Gefühle, versagt zu haben und mit ihrem Leben überfordert zu sein. Sie habe wiederholt auftretende selbstabwertende Gedanken und fühle sich von ihrer Mutter und ihren Freundinnen nicht wahrgenommen. Niemand respektiere sie, es gebe Momente, in denen sie das Gefühl habe, nicht in diese Welt zu passen. Sie wolle sich von ihrer Mutter lösen und ihre eigenen Wünsche und Vorstellungen leben. Sie erlebe sich aber wie gefangen. Ich versuchte mit der Patientin die Figur eines Kreises und die einer Lemniskate zu beschreiben. Der Kreis, als etwas in sich Abgeschlossenes, stand dafür, dass die wiederholte Beschäftigung mit sich selbst und diesen belastenden Gedanken und Gefühlen die Patientin nur noch weiter in die Verzweiflung bringt und somit keine Veränderung und Entwicklung für sie bereithält. Die Lemniskate, eine schleifenförmige geometrische Figur, deren eine Schleife hier das Innere des Menschen darstellen sollte und die andere Schleife die äußere Welt und den anderen Menschen, stand für Veränderung, Bewegung und Entwicklung. Ich erarbeitete mit der Patientin, dass es einen willentlichen Impuls braucht, um aus dem Kreis in die Lemniskate überzugehen. Diese Bewegung aus dem in sich abgeschlossenen Kreis bedeutet, willentlich ein Interesse auf etwas zu richten und zunehmend sensibel zu werden für das, was mich interessiert, und mich damit auseinanderzusetzen. Dieses Interesse an der Welt, am anderen und an der Sache ist ein Außenerleben, das dann zu einem Innenerleben wird, mich verändert und so wieder neu auf das Außen blicken lässt und damit auch dieses verwandelt. Ich habe also die Möglichkeit, über das Außen mein Inneres umzubilden. So blicke ich wieder neu in die Welt und verändere sie damit. An dem Kreuzungspunkt der Lemniskate, wo die Umstülpung stattfindet, wo das Außen mein Inneres und das Innere zum Außen wird, da kann ich etwas von einem neuen Selbstgefühl erleben.

Auch ich als Therapeutin mache diese Bewegung, wenn ich mich hineinfühle in die Lage der Patientin und von meinem sentimentalen Mitgefühl abstrahiere, mich in dem sogenannten freien und offenen Mitempfinden halten kann und den Prozess nicht an eine Methode delegiere. An diesem freien und offenen Mitfühlen, an diesem Heraustreten aus dem alten Selbstgefühl, kann die Patientin etwas von sich selbst erleben. Die Patientin hat ihr Studium begonnen und ist von zu Hause ausgezogen. Sie beschrieb, dass sie diese Bewegung innerlich immer wieder gehe.

Psychotherapie des Ich

Begleitung von Erwachsenen

Johannes Reiner

Die nachfolgenden Kasuistiken sind aus meiner täglichen Arbeit herausgegriffen. Sie geben einen Blick auf die Fragen frei, die Menschen in existenzieller, psychischer Not in sich tragen und auf die sie Antworten suchen.[50] Beim therapeutischen Umgang mit diesen Fragen erscheint mir für die praktisch-therapeutische Arbeit ein Ich-Begriff geeignet, der auf einer Dreidimensionalität des Ich gründet, die sich in den Bewusstseinszuständen des Wachens, des Schlafens und des Zustandes, den wir in dem Daseinsraum zwischen Tod und Neugeburt haben, finden lässt. Dieser Ansatzpunkt wird im Anschluss an die Kasuistiken verdeutlicht.

Vorausschickend zu den Kasuistiken – dadurch können Spezifika der anthroposophischen Psychotherapie sichtbar gemacht werden – sollen Gedanken erwähnt werden, die Rudolf Steiner in seinem «Votum ‹Zur Psychiatrie›» darlegte, ein relativ kurzes Statement mit Überlegungen zu einer «zukünftigen Psychiatrie».[51]

50 Den Impuls zum Niederschreiben dieser Kasuistiken verdanke ich Markus Treichler, Leitender Arzt der psychosomatischen Abteilung an der Filderklinik von 1987-2012.

51 Steiner, R.: «Votum ‹Zur Psychiatrie› vom 26. März 1920». In: Ders.: *Physiologisch-Therapeutisches auf Grundlage der Geisteswissenschaft* (GA 314). Dornach: Rudolf Steiner Verlag, 1989, S. 262-270.

Grundgedanken des «Votums ‹Zur Psychiatrie›»

1. Die Geisteswissenschaft Anthroposophie kann aus ihrem Menschenverständnis heraus für die Psychiatrie, also der Lehre von Heilung seelischer Erkrankungen, «wirklichkeitsgemäße Begriffe» schaffen, die weder «abstrakt-psychisch» noch «physisch-materiell» sind. Wirklichkeit in diesem Sinne bedeutet, den Menschen als leibliches, seelisches und geistiges Lebewesen in seinem Leiden zu erfassen. Gemeint ist hier nicht die komplette Neuschaffung von eigenen Diagnose-Begriffen, sondern eine Anwendung von Diagnose-Begriffen aus dem menschenkundlichen Verständnis der Beziehungen von Leib, Seele und Geist in Gesundheit und Krankheit. Die Erarbeitung und Anwendung solcher Begriffe aus der Lebenswirklichkeit des erkrankten Menschen kann in sich selbst schon einen heilenden Impuls tragen.[52]

2. Zum Verständnis psychischer Krankheiten kann der Mensch nicht isoliert, sondern «muss in seiner ganzen sozialen Umgebung» betrachtet werden. Dieser Gedanke Rudolf Steiners scheint im heutigen psychiatrischen und psychotherapeutischen Verständnis von Krankheit verwirklicht zu sein,

Reiner, J.: «100 Jahre Votum für Psychiatrie – unerwartete Orientierungen für Psychiatrie und Psychotherapie.» In: Treichler, M. (herausgeber), Fintelmann, V., Reiner, J.: *Die Seele war von Anfang an mit dabei. Der umfassende Grundgedanke der anthroposophischen Medizin.* Frankfurt am Main: Info-3-Verlag, 2020; sowie Klünker, W.-U.: *Selbsterkenntnis, Selbstentwicklung. Zur psychotherapeutischen Dimension der Anthroposophie,* Stuttgart: Verlag Freies Geistesleben, 1997, S. 124-131.

52 Siehe hierzu auch meinen Beitrag: «Können Sie mir bitte meine Diagnose sagen?». In: Reiner, J. (Hrsg.): *In der Nacht sind wir zwei Menschen. Arbeitseinblicke in die anthroposophische Psychotherapie.* Stuttgart: Verlag Freies Geistesleben, 2012, S. 475-504.

viele einzelne Therapierichtungen beinhalten ihn, von der systemischen Familientherapie über Familienaufstellungen bis hin zum «bio-psycho-sozialen» Krankheitsmodell. Zum Zeitpunkt von Steiners Votum, 1920, war dieses Verständnis in der Wissenschaft jedoch noch nicht entwickelt, zu sehr war die Psychiatrie noch von der Zellularpathologie und der Konstitutions- und Vererbungslehre geprägt.

3. Psychische Erkrankung wird hervorgerufen durch einen «Kräftekomplex psychisch-organischer Natur», der denjenigen Menschen schwächt und kränkt, der aufgrund seiner Konstitution dazu kein gesundes Gegengewicht hat. Dieser Krankheitskräftekomplex hat eine Wirksamkeit, die der eine Mensch ausgleichen kann, der andere nicht. Dieser Gedanke hat eine sehr große Bedeutung für ein umfassenderes Verständnis von Erkrankung. Er ermöglicht die Loslösung des Krankheitsgeschehens vom einzelnen Menschen als Person. Nicht der Mensch selbst ist krank, sondern er ist partiell in seelischer oder körperlicher Hinsicht von einer Erkrankung – Rudolf Steiner nimmt hier den Begriff Krankheitskräftekomplex – betroffen. Gerade im Bereich seelischer Erkrankungen ist es wichtig, von der Stigmatisierung «Du bist krank!» wegzukommen, hin zu: «Du bist betroffen von einem Geschehen, das zwar dich betrifft, das sich aber in deiner Familie, deinem Umkreis, der sozialen und politischen Geschichte deiner Umgebung findet. Möglicherweise trage ich die Krankheitskräfte auch in mir, kann sie aber durch Gegenkräfte bewusst oder unbewusst ausgleichen und dadurch gesund bleiben. Das kannst auch du auf einem Weg zur Heilung schaffen.»[53] Diesen Krankheitskräftekomplex gilt es zu erfas-

53 Dieser Gedankenansatz wurde in dem erstmals 1978 erschienenen Buch

sen, denn er existiert unabhängig von dem jeweils Erkrankten. Krank wird derjenige, der diesem Krankheitskräftekomplex keine ausreichend starken Gesundungskräfte entgegensetzen kann. Das bedeutet, dass auch Nicht-Erkrankte Krankheitskräfte in sich tragen, aber aufgrund zur Verfügung stehender Gesundheitskräfte nicht erkranken. Hier setzen auch eine transgenerationale und eine systemische Betrachtungsweise an, die beide das Auftreten seelischer Krankheit im jeweiligen Kontext betrachten. Steiners Kräftekomplex psychisch-organischer Natur, ein moderner Ausdruck dafür wäre «psychosomatisch», ist jedoch noch spezieller auf ein Krankheitsverständnis bezogen, das nicht nur psychische, sondern auch somatische Faktoren erkennt. Derzeit wird das Verständnis psychosomatischer Zusammenhänge durch die wissenschaftliche Erforschung epigenetischer Vorgänge neu erschlossen.[54] Somatisch heißt demnach nicht mehr genetisch festgelegt, sondern wandelbar durch verschiedene körperliche und seelische Faktoren. Bereits vor diesen aktuellen Forschungsergebnissen war es ein Spezifikum anthroposophischer Psychiatrie, anthroposophischer Menschenkunde allgemein, die Leiblichkeit, die Seele und den geistigen Ich-Bereich immer als differenzierte Einheit zu sehen. Zwar gibt es unterschiedliche Gesetzmäßigkeiten in den einzelnen Bereichen, immer aber treten diese in Verbindung und schaffen im Zusammenwirken ein Ganzes: den ganzen Mensch.

von Dörner, K. et al.: *Irren ist menschlich – Lehrbuch der Psychiatrie und Psychotherapie*. Wunstorf: Psychiatrie-Verlag; [23]2015, umfassend dargestellt.

54 Vgl. hierzu: Fischer, E. P.: *Das genetische Abenteuer*. Düsseldorf: my favourite book; 2001; Bauer, J.: *Das Gedächtnis des Körpers*. München: Piper; 2013.

4. Die Psychiatrie wird sich dann verändern, wenn «lebendige Geisteswissenschaft» in diesem Bereich angewandt wird. Dies wird die Grundlagen der Psychiatrie umgestalten durch eine «viel bessere Menschenerkenntnis». Hierzu finden sich in den folgenden Kasuistiken Überlegungen, speziell zu einem differenzierten Verständnis des Ich des Menschen und dessen Wirkungen auf leiblich-seelische Vorgänge. «Lebendig» verstehe ich als Gegensatz zu «fest» und «tot», lebendig ist gestaltend, wandlungsfähig, mehrdimensional. Und auch Geisteswissenschaft kann zum besseren Verständnis in unsere aktuelle Sprachwelt mit dem Begriff Spiritualität übersetzt werden. So kommen wir, zunächst sprachlich, von lebendiger Geisteswissenschaft zu gelebter Spiritualität. Spiritualität bedeutet, den Menschen als ein geistiges Wesen zu sehen,[55] oder noch spezifischer: im Menschen sein geistiges Wesen.

5. Diese Geisteswissenschaft wird «die Menschen aufschließen füreinander», indem das Menschliche im Menschen wahrgenommen wird. Das wird dazu führen, dass pathologisch Erscheinendes, also Krankhaftes, in seinem Sinn als Weg zur Weiterentwicklung und Gesundheit erkannt wird. Das Pathologische als Weg zum Gesunden – natürlich muss man sich als Psychiater immer wieder reflektierend folgende Frage angesichts der gedanklichen und emotionalen Irrtümer und Unangemessenheiten stellen, die in seelischen Krankheitsvorgängen auftauchen: Was ist der Sinn des Unsinns? Das Statement, dass in den Krankheitssymptomen ein Weg zur Gesundung verborgen liegt, der vom Therapeuten erkannt werden will als Leitmaxime eines therapeutischen Prozesses,

55 Folgende indische Weisheit hierzu: «Wir sind keine menschlichen Wesen, die geistige Erfahrungen machen, sondern geistige Wesen, die menschliche Erfahrungen machen.»

erzeugt eine subtile Veränderung im Verhältnis des Therapeuten zum Klienten: weg von «Ich weiß besser, was für dich gut ist, und zeige dir, wie du von deinen Fehlern wegkommst», hin zu «Ich respektiere deine Art zu sein und arbeite mit dir zusammen heraus, welche Ansätze darin verborgen liegen, die dich zu mehr Gesundheit führen können». Das Gefälle zwischen Therapeut und Klient, zwischen Arzt und Patient, verändert sich hin zu einer gemeinsamen Betrachterposition auf die Symptomatik des Krankheitsgeschehens.

6. Psychische Symptome, also seelische Erkrankungen des einzelnen Menschen, stehen in Verbindung mit «gängigen gesellschaftlichen Vorstellungen». Dieser Gedanke weist auf die politische Dimension der psychischen Symptome, die in Verbindung mit dem Zustand der Gesellschaft sind. In ihnen drückt sich etwas gesellschaftlich Vorhandenes aus, und im Rückschluss geben sie Aufschluss über vorherrschende Ideologie. Beispielsweise kann das bedeuten, dass eine Burn-out-Erkrankung bei einem einzelnen Menschen Ausdruck von in der Gesellschaft lebenden Vorstellungen über Arbeit, Verantwortung, Mitmenschlichkeit, Geld, Ansehen, Landwirtschaft, Tierhaltung, Schulsystem ist. Der Patient leidet an einem inneren Leere-Zustand. Dieser Zustand drückt aber auch die Leere und das Ausgehöhlt-Sein der Gesellschaft in Bezug auf einen respektvollen und wertschätzenden Umgang mit Mensch und Natur aus. In dieser Betrachtungsweise liegt ebenfalls eine Ganzheitlichkeit im Verständnis von Mensch und Gesellschaft. Wenn wir an Aspekte unseres Schulsystems, unserer Arbeitswelt und den «Konsumterror», dem wir ausgesetzt sind, denken, können wir leicht Verbindungen zum Auftreten von Angsterkrankungen, Depressionen, Magersucht und Erschöpfungszuständen herstellen.

7. Für den Bereich von speziellen psychischen Erkrankungen, wie Schizophrenie, bipolaren Erkrankungen oder Sucht, äußert sich Rudolf Steiner in seinem Votum ebenfalls direkt: «Selbst wenn diese Fälle bis zur äußersten Rebellion, der Tobsucht, des Schwachsinns und so weiter hingehen: Man wird erst finden [müssen], was eigentlich diese psychischen Abirrungen vom normalen Leben im Ganzen der normalen Entwicklung bedeuten. Und in vieler Beziehung wird man finden, dass, wenn immer mehr und mehr gesundet unser Weltanschauungsleben, dann wird vieles von dem gesunden, was hineinleuchtet aus dem öffentlichen Irrtum in die krankhaften Verirrungen der psychisch Kranken.»[56] Das heißt, dass man aus der psychischen Erkrankung eines einzelnen Menschen Fundamentales erkennen kann über den Zustand des bestehenden «Weltanschauungslebens» und dessen krank machender Wirkung. Es stellt sich hierbei die Frage, ob nicht jegliches Weltanschauungsleben krank machende Anteile haben kann und ob es das erreichbare Ziel einer absolut gesunden Weltanschauung gibt. Steiner spricht jedoch nicht von einer absolut gesunden Weltanschauung, sondern von einem gesunden Weltanschauungsleben, also von dem, wie eine Weltanschauung gelebt wird. Das Gelebt-Werden einer Weltanschauung kann, hierfür gibt es zahllose Beispiele, im Bereich jeglicher Weltanschauung gesund oder krank sein.

56 A.a.O., S. 269.

Zusammenfassend werden in Rudolf Steiners Votum für eine neue Psychiatrie als Elemente gefordert:

1. die Bildung von wirklichkeitsgemäßen Begriffen für die Symptome,
2. die Betrachtung des Menschen in seiner sozialen Umgebung,
3. das Erfassen des Krankheitskräftekomplexes, der den geschwächten Menschen befällt, abhängig von seiner Konstitution,
4. ein Lebendig-werden-Lassen von Spiritualität,
5. das Betrachten des Krankheitssymptoms als Weg zur Heilung,
6. Krankheit in Verbindung sehen mit gängigen gesellschaftlichen Vorstellungen und
7. aufmerksam auf die jeweils gelebte Weltanschauung blicken.

Zunächst sollen Kasuistiken aus meiner Praxis dargestellt werden, im Anschluss daran Überlegungen zur Verwirklichung von Geistesanwesenheit im psychotherapeutischen Prozess.

Traumatisierung, Dissoziation und Reintegration

«Wenn ich mich selbst hab', krieg' ich den Rest auch hin» ist die Aussage einer Patientin Mitte 30, die in ihrer Kindheit von Vater und Onkel mehrfach schwer sexuell traumatisiert wurde. Zunächst war ihre Entwicklung unauffällig, Schulabschluss und Studium bewältigte sie gut. Zu Beginn ihrer Berufstätigkeit mit Mitte 20 litt sie zunächst unter sehr vagen Rückerinnerungen an die früheren Geschehnisse, dekompensierte erstmals seelisch und gerät seitdem wiederkehrend in unterschiedliche Ausprägungen dissoziativer Zustände. Ihr lebendiges Selbsterleben ist mitunter wie ausgelöscht, in ihren Worten: «eingeklemmt». Sie erlebt sich einerseits häufig als «Verursacherin des Bösen» – statt Vater und Onkel als Täter sehen zu können. Andererseits hat sie extreme Ängste um ihre Mutter, mit der sie zusammenlebt, sie fühle sich ihr gegenüber «als ein böser Mensch».

Die Unmenschlichkeit im Verhalten von Vater und Onkel, zumal in ihrer nahezu schutzlosen Kindheitszeit, haben dazu geführt, dass sie sich selbst, zeitweise intermittierend, bisweilen kontinuierlich, als «Unmensch» erlebt, zudem als «eingeklemmt» und unfrei. Sie ist immer wieder erdrückt von Selbstvorwürfen, Ängsten und Gedankenblockaden.

«Wenn ich mich selbst hab', krieg' ich den Rest auch hin» war ihre Aussage, als sie nach langer Zeit erstmals wieder die Möglichkeit spürte, sich aus dem Gefangensein in den tief bedrängenden Erinnerungen zu befreien.

Von welchem Ich spricht sie, wenn sie sagt: «Wenn ich mich selbst hab', krieg' ich den Rest auch hin»? Überraschend ist beim genauen Hinsehen auf diese Aussage, dass das Ich dreifach («Ich», «mich» und «selbst») genannt wird. Das erinnert an das englische Wortspiel «me, myself and I». Hier ist es der englische Sprachgenius selbst, der die Dreidimensionalität des Ich-Bereiches benennt. Die Aussage der Patientin kann nun so übersetzt werden: «Wenn mein bewusstes Ich und mein metabewusstes Ich und mein immerseiendes Ich gut zusammenwirken, sind meine Lebensprobleme lösbar.»

Im Weiteren kann das Tätigkeitswort «haben» («Wenn ich mich selbst hab'») betrachtet werden. Was damit gemeint sein kann, könnte die Polarität von «Haben oder Sein» ansprechen, die Erich Fromm in seinem gleichnamigen Buch, erschienen 1976[57], aufzeigte. Oder sind diese Aussagen: «Haben oder Sein» – «Wenn ich mich selbst hab'» – oder: «Wenn ich mich selbst bin» in ihrer Bedeutung so nah verwandt, dass es auf diesen Unterschied eines äußeren oder inneren Zugehörigkeitsverhältnisses nicht ankommt? Das kurze «Wenn-ich-mich-selbst-hab'» der Patientin könnte in der Übersetzung in eine Langversion folgendermaßen lauten: «Wenn mein bewusstes Ich, mein metabewusstes (höheres) Ich und mein immerseiendes, nicht-zeitliches Ich durch tiefste Menschenliebe miteinander verbunden sind, entstehen daraus Kräfte, die es mir ermöglichen, meine Lebensschwierigkeiten zu lösen und frei zu werden von dem, was mich unfrei macht und gemacht hat.» Sich selbst haben oder sich selbst sein: Durch die Seelenvernichtungswirkung der sexuellen Traumatisierung in der Kindheit ist bei der Patientin der «Liebesfluss» zwischen dem bewussten Ich, das sich selbst nicht nur als Opfer, sondern als Komplize der Täter erlebt, und dem höheren Ich blockiert, in den Worten der Patientin «eingeklemmt». So gesehen könnte ein kleines ergänzendes Wort, das die größte Wandlungskraft der Welt bezeichnet, in der Aussage der Patientin das Ziel benennen, das es zu erreichen gilt: «Ich werde dann wieder zu einem ganzen Menschen, wenn ich mich selbst *lieb* hab'.»

Diese Ausführungen geben ein Beispiel, welcher Übersetzungsarbeit und Tätigkeit eines Verständlich-Machens es be-

57 Fromm, E.: *Haben oder Sein*. München: dtv; [37]2011.

dürfen kann, Aussagen von Patienten zu begreifen, um das oft Fragmentarische und Unvollständige in eine weiterführende Begrifflichkeit zu bringen. Interessant ist, dass gerade diese Patientin auf die Frage, wie sie schlafe bzw. wie sie morgens aufwache, sagte: «Wenn ich schlafe, fühle ich mich gesund», und sie kann dieses Erleben von Gesundsein auch eine kleine Weile in den Morgen hineinnehmen, bis dieser aus der Nacht kommende Kräftestrom versiegt und sie sich in ihr tägliches Ringen, ob sie nun Mensch oder «Unmensch» sei, verstrickt. Der gute Schlaf und die Tatsache, dass sie keine Gedanken daran hat, sich selbst das Leben zu nehmen, sprechen dafür, dass die Verbindung zwischen höherem Ich (unbewusste Schlaf- und Traumzone) und immerwährendem Ich (Todeszone) intakt und lebendig ist. Auf meinem anthroposophisch-psychotherapeutischen Weg berücksichtigte ich diese Zusammenhänge dadurch, dass ich als Therapeut in starker innerer Konzentration die Kräfte von Wärme, Liebe und Wandlung zur Anwesenheit und zur Wirksamkeit zu bringen versuche, um allmählich – dies kann sich bei schwer traumatisierten Menschen über Monate und Jahre hinziehen – alle drei Ich-Dimensionen wieder in einen Verbindungsfluss zu bringen.

Krankheitsverständnis und Suizidalität

Eine enddreißigjährige Akademikerin ist seit einem knappen Jahr aufgrund eines depressiven Erschöpfungszustands arbeitsunfähig, verbunden mit Unterleibsschmerzen sowie stechenden und krampfartigen Schmerzen im Brustkorb. Ambulante Therapien und auch eine stationäre Behandlungsmaßnahme hatten keine anhaltende Besserung erbracht. Sie berichtete, dass sie bei Treffen mit Kollegen insbesondere darunter litt, dass sie von diesen als «krank» betrachtet wurde, dies tue ihr weh und schwäche sie zusätzlich. Außerdem habe sie seit diesem Erlebnis zunehmende Suizidgedanken. Das Krankheitsgeschehen kann unter dem Blickwinkel der Dreigliederung des Menschen in Leib – Seele – Geist so verstanden werden, dass Depressivität im seelischen Erleben und die krampfartigen körperlichen Symptome als psychosomatischer Komplex ausgelöst werden dadurch, dass die Seele «zu schwer» wird und in den Leib «zu sehr einsinkt», wodurch Denken, Fühlen und Wollen ihre Freiheit verlieren und sich wie körperlich schwer und fest anstatt beweglich, lebendig und kreativ erlebt werden. Die seelischen Bereiche nehmen eine zu feste Form an, wie sie zwar für den Leib erforderlich ist, die Seele aber einengen. Warum gelingt es der Patientin nicht, durch das schaffende und gestaltende Prinzip in ihr, ihr Ich, die Seele wieder «leicht» zu machen und deren Schaffens- und Schöpferkraft zu verwirklichen? Die Dreigliederung des Ich[58] ermöglicht, die genannten Phänomene in die Bereiche des Tagesbewusstseins, des Schlafbewusstseins und des Todesbewusstseins einzuordnen.

Die Patientin leidet seelisch darunter, dass sie ihrer Arbeit nicht nachkommen kann. Dies ist ihrem Tagesbewusstsein, also ihrem räumlich-zeitlichen Erden-Ich oder ihrer Egoität zuzuordnen. Gleichzeitig hat sie hohe Ideale, die einem geistigen, nicht-räumlichen Ich zugeordnet werden können. Wenn nun das Ich als Einheit gesehen wird und die genannten Ich-Bereiche zu weit auseinandergehen, beginnt das

58 Dargestellt in meinem Beitrag: «Lebensstruktur des Ich» in diesem Buch.

nicht-räumliche und nicht-zeitliche Ewigkeits-Ich zu wirken, was Todeswünsche oder Suizidalität auslöst.

Exkurs: Gedanken zum Suizid

Sterben ist der Übergang vom Leben in Raum und Zeit zum Tod als Zustand der nicht-räumlichen und nicht-zeitlichen Existenz oder des Leib-und-Seele-freien-Seins meines Ich, ein Zustand, auf den sich unser Leben von Geburt an hinentwickelt. Sterben ist fester Bestandteil unseres Lebens. Im Tod lösen sich unser Leib und unsere Seele auf, unser individueller Geist, unser Ich, bleibt bestehen und lebt in einer anderen Daseinsform weiter, um zu gegebener Zeit in einem neuen Leib und in einer erneuerten Seele wiedergeboren zu werden.[59] Tod, genau genommen müsste hier von nachtodlicher und vorgeburtlicher Existenz gesprochen werden,[60] bezeichnet den Zustand der vom Leibe und dessen Beschränkungen und von der Seele und deren Beschränkungen im Denken, Fühlen und Wollen befreiten Daseinsform der reinen Geistigkeit, meiner reinen Individualität. Wie erklärt sich die Sehnsucht nach dem Tod unter dem Gesichtspunkt der Dreidimensionalität des menschlichen Ich? Diese Frage berührt den Gedanken in Rudolf Steiners «Votum ‹Zur Psychiatrie›»[61]: das Symptom weist den Weg zur Heilung.

59 Siehe die Ausführungen Rudolf Steiners zu den nachtodlichen und vorgeburtlichen Vorgängen der Lösung von Leib und Seele und des Wiederfindens eines neuen Leibes unter Mitnahme der nachtodlich zurückgelassenen und der vorgeburtlich wieder aufgegriffenen Seelenanteile – z.B. in Steiner, R.: *Die Geheimwissenschaft im Umriss* (GA 13). Dornach: Rudolf Steiner Verlag; 1985, S. 61 ff. und S. 313 ff.

60 Siehe den Aufsatz von Wolf-Ulrich Klünker in diesem Buch.

61 Siehe oben.

Stellen wir uns einen Menschen vor, der entweder durch leibliche Einschränkungen (Erkrankung, Schmerzen, Behinderung, Alter) oder durch seelisches Leid (Depression, Einsamkeit, Sucht, Enttäuschung, Selbstüberforderung) eine Sehnsucht nach dem Tod hat: Er wünscht sich, befreit zu sein von der Last des Leibes oder der Enge der Seele. Er will bewusst sterben durch die Umsetzung eines Willensentschlusses zur Selbsttötung, der aus der Tagesbewusstseinszone stammt.

Den Sterbeprozess willentlich durchschreiten wollen kann als Wunsch verstanden werden, sich von dem zu lösen, was nicht Ich-haft an mir ist, von dem, was ich nicht durchdrungen und so umgestaltet habe, dass ich es mir zu eigen machen konnte. Die Aufgabe, mein Schicksal zu tragen, erscheint in diesen Momenten als zu schwer; das Verwandeln des meiner Individualität fremden Leibes oder der meiner Individualität nicht entsprechenden Seelenanteile, in denen ich gebunden bin, zu umfangreich; die Aufgabe, die das Leben mir stellt, mich selbst zu werden, zu groß; meine Bindungen in leiblichen oder seelischen Widrigkeiten zu stark, um meine Persönlichkeit durch Leid und Schmerz reifen und entwickeln zu können. Der Gang in den Tod soll mich frei davon machen.

Wer sterben will, hat das Verlangen, wieder mit seinen tiefsten Lebensimpulsen in Verbindung zu kommen. Diese sind jedoch auch im Leben erfahrbar: in Momenten der Stille und der Einsamkeit. Um leben zu können in schwierigen Zeiten, braucht es die Sicherheit und auch die Erfahrung, dass sich diese Impulse zeigen, weil sie da sind, auch wenn ich sie zeitweise nicht erkennen kann.[62] Der Frieden,

62 Ein englisches Wortspiel lautet: «The absence of evidence is not the evidence of absence» – Auf deutsch etwa: «Die Tatsache, dass nichts sichtbar ist, heißt noch lange nicht, dass es nichts gibt.»

das Freiwerden, die Erlösung, die Gnade, die tiefe Ruhe, das Aufgehobensein sind Empfindungen, die in Zusammenhang mit einem sogenannten natürlichen Tod auftreten. Danach richtet sich die Sehnsucht des Lebensmüden. Nach einem Suizid bleiben jedoch die Aufgaben, die das Leben mir stellte und die zu meinem Lebensentwurf dazugehörten, unerledigt zurück. Sie sind es, die beim willentlich herbeigeführten Tod mich nachtodlich daran hindern, in das innere Freisein, wie es beim schicksalshaft bedingten Tod erreicht wird, zu kommen. Die nachtodliche Situation nach einem Suizid wird bei den Angehörigen aufgrund der inneren seelischen Verbundenheit erlebt als tiefer, anhaltender, brennender Schmerz, der sich über Jahre und Jahrzehnte hinziehen kann. Er vermittelt eine Ahnung von dem seelischen Zustand, in dem der Mensch, der sich selbst das Leben nahm, sich nachtodlich befindet.

Ein wichtiger Schritt im Leben ist, die Angst vor dem Tod zu überwinden und dadurch im Leben wirklich frei zu sein. Das ist eine harte Lebensaufgabe für uns Menschen: zu wissen, dass wir sterben müssen, und aus der Sicherheit meiner nicht zeitlichen und nicht räumlichen Existenz die Kraft und die Freiheit zu schöpfen, die mir gestellten Aufgaben und Schicksalszusammenhänge im Rahmen meiner Möglichkeiten bewältigen zu können. Die Angst vor dem Leben und dem, was die mir in diesem Leben gegebene Aufgabenstellung ist, verstellt mir den Blick dafür, dass ich in jedem Moment meines Lebensweges, in dem ich mit meinem Dasein Träger und Vermittler von Liebeskräften bin, allein schon dadurch einen entscheidenden, nämlich meinen Beitrag zur Helligkeit der Welt und ihrer Zukunft gebe.

Diese Sicht auf das Sterben ist allerdings nur dann möglich, wenn ich meinen Blick aus der Verengung auf mein derzeitiges

Leben und dessen Endlichkeit löse und die Angst vor dem Tod überwinde. Ich muss nicht leiblich sterben, um meine tiefsten inneren Impulse zu erkennen. Diese offenbaren sich mir auch in seelischen Todes- oder Nullpunkterlebnissen. In schweren seelischen Krisen werden meist entscheidende Lebensthemen berührt, die nach Durchleben der Krise greifbar werden und neue Lebensentschlüsse ermöglichen. Ich kann leben im Bewusstsein des großen Zusammenhangs von Leben, Sterben und Wiedergeborenwerden im Vertrauen auf die in mir ruhenden Kräfte.

Zurück zur Kasuistik: Bei der Patientin führte der Heilungsweg ihres gekränkten räumlich-zeitlichen Erden-Ichs dazu, dass sie sich an die Einheit ihrer Ich-Bereiche erinnerte, wieder Bezug zu ihrem geistigen Ich aufnahm und aus ihrem Ewigkeits-Ich das Vertrauen schöpfte, nicht nur geistig, sondern auch irdisch wieder tätig werden zu können. Diese Patientin war allerdings mit den Gedanken von Reinkarnation und Karma vertraut.

Diese Sichtweise und der daraus resultierende Therapieansatz ermöglichte der Patientin, die Aussage «Ich bin krank» in die Erkenntnis zu differenzieren, dass ihr Erden- oder Alltags-Ich oder ihre Egoität aus eigener Kraft nicht in der Lage war, ihre beschwerte Seele wieder frei und schaffend zu machen. Es war erforderlich, dass sie wieder an ihre Ideale, an ihr geistiges Ich anknüpfte mit dem Vertrauen in ihren eigenen Lebensweg, also in die Sinnhaftigkeit ihres Daseins aus ihrem überdauernden, mehrere Inkarnationen durchlebenden Ich.

Auf diesem Hintergrund beruhen die anthroposophische Krankheitslehre und ihr Therapieansatz: Der Geist des Menschen, sein Ich, kann nicht krank werden, sondern Krankheit ereignet sich im Leib als körperliche Erkrankung oder in der Seele als seelische Erkrankung.[63] Ein therapeutisches Gespräch kulminierte in ein befreiendes Moment: Als die Patientin, ich bemühte mich, ihr diese eben dargestellten Zusammenhänge in verständlicher Form nahezubringen, mich dann aufgebracht fragte: «Was würden Sie denn nun sagen, Sie als Psychiater, wenn ich, mit allen meinen Beschwerden, die ich habe, Ihnen nun ins Gesicht sagen würde: ‹Ich bin nicht krank!›?»

Aufgrund meiner Vorarbeit in obigem Sinne konnte ich ihr dann in Ruhe und Klarheit entgegnen, dass in Wirklichkeit sie, also ihr Ich, tatsächlich nicht krank ist. Das ging wie ein Ruck durch sie hindurch, sie konnte sich dadurch wieder «als gesund sein» denken, was zu einer wieder auflebenden Hoffnung und Zuversicht führte. Wir konnten das Gespräch in heiterer und zuversichtlicher Atmosphäre beenden, im Rahmen des sich nun entwickelnden Zukunftsvertrauens gingen die Suizidgedanken zurück.

Dissoziation

Eine Mitte 40-jährige leitende Angestellte hatte zum einen beruflich stark belastende Monate hinter sich, zum anderen eine Familiengeschichte, die stark von Kriegstraumatisierungen und Angst geprägt war. Um sich von den eigenen Ängsten zu lösen, nahm sie an einem Seminar teil, in dem mit systemischen Familienaufstellungen transgenerationale Beziehun-

63 Anklänge daran finden sich auch in der humanistischen Psychiatrie, z. B. bei Tellenbach, H.: *Psychiatrie als geistige Medizin*. München: Verlag für angewandte Wissenschaften; 1987.

gen sichtbar gemacht wurden. Es ist nicht selten so, dass bei einem forcierten Wegziehen des Schleiers, der über unseren tiefen Wunden liegt, eine Überschwemmung mit Erinnerungen stattfindet, die das seelische Fundament unterspült. Die Patientin – beruflich bedingt am Rande ihrer Kräfte – konnte sich diesen Aufstellungsdynamiken nicht entziehen. Sie geriet in Unruhezustände, entwickelte Schlaflosigkeit, sah innere Bilder, insbesondere geprägt durch die Motive «Wegrutschen» und «Fließen». Immer wieder tauchte auch der Gedanke auf: «Es ist jetzt die Zeit gekommen, dass ich sterben muss.»

Mit dem Blick der dreidimensionalen Differenzierung des Ich handelt es sich hierbei um eine Dissoziation, ein Nicht-mehr-bei-sich-Sein. Die Patientin selbst hatte keinen Zugriff durch ihr Bewusstsein auf das Geschehen: «Ich konnte die laufenden Filme nicht stoppen, konnte nicht ausblenden.» Das bedeutet, dass ihr Erden-Ich nicht die Kraft hatte, in die Seelenabläufe einzugreifen. Die Tatsache, dass sie «wie im Film» war, kann so verstanden werden, dass das geistige Ich, dessen Domäne der Schlaf bzw. das Traumbewusstsein ist, den Kontakt zum Erden-Ich und zum seelischen und körperlichen Geschehen verlor und «fluktuierte». Dadurch kam das ewige Ich, dessen Domäne der nachtodliche und vorgeburtliche Bereich ist, in Erscheinung, sich äußernd in dem Gedanken der Patientin: «Du musst jetzt sterben.» – «Du musst jetzt sterben» kann übersetzt werden in: «Werde dir bewusst, dass deine eigentlichen Impulse aus dem Bereich kommen, der als Todeszone bezeichnet ist. Diese Todeszone ist aber nicht das Sterben, sondern der innere Ort in dir, an den du gehen kannst und in dem die tiefen eigenen inneren Impulse liegen und das Überdauernde deiner Existenz zu Hause ist.»

Die therapeutische Intervention bei der Patientin bestand

einerseits in einer psychopharmakologischen Behandlung mit einem schlafördernden Anxiolytikum. Durch den Schlaf wird ihrem geistigen Ich hilfsweise ermöglicht, im Schlaf- und Traumbewusstsein Ruhe und Kraft zu finden. Durch Gabe eines Neuroleptikums, also einer Substanz, die die leibliche Grundlage des Seelenlebens verfestigt, quasi die seelische Dissoziation wieder zusammenfügt, konnte ihr Zuversicht gegeben werden, dass sie wieder im irdischen Bereich, also im Alltag, ihre Fähigkeiten zurückbekommt und ihre seelischen Impulse zur Bearbeitung ihrer Ängste wiederfindet.

Meine psychotherapeutische Intervention, ohne Einzelheiten zu nennen, bestand darin, auf ihr Ich zu blicken in seinen Dimensionen des räumlich-zeitlichen Erden-Ichs mit seiner Gestaltungsfähigkeit, des nicht-räumlichen geistigen Ichs mit seinen Idealen und des überdauernden nicht-räumlich und nicht-zeitlichen Ichs, aus dem unsere Existenz entsteht und lebendig gehalten wird im Leben und auch in der Zeit zwischen Tod und neuer Geburt. Auch wurden die Bereiche berührt, die in Rudolf Steiners Votum angesprochen sind, hier insbesondere, dass der Mensch bei Krankheit in seiner sozialen Umgebung gesehen werden muss und dass Krankheit in einem Krankheitskräftekomplex besteht, der, dies gilt insbesondere bei transgenerationalen Phänomenen, denjenigen befällt, der geschwächt ist.[64] Mit dieser kombinierten Vorgehensweise konnte sich die Patientin allmählich stabilisieren, nach mehreren Versuchen die Medikamente absetzen und nach einer Übergangszeit mit Wechsel des Arbeitsplatzes ihre Kreativität und Schaffenskraft wiederfinden.

64 Siehe obige Ausführungen zum Votum Rudolf Steiners.

Tagesbewusstsein und Nachtbewusstsein

Ein Anfang 50-jähriger Feuerwehrmann litt unter der zunehmenden Bürokratisierung seines Berufes und erlebte seine Tätigkeit hauptsächlich bestimmt durch das Abarbeiten von Listen und Formularen zur Überprüfung von Gerätschaften. Er verlor die Freude an seinem Beruf, wurde zunehmend depressiv und suizidal. Im Rahmen dieser schweren Lebenskrise erlebte er immer wieder Veränderungen in seiner Wahrnehmung: Beim Betrachten eines Waldrandes sah er koboldartige Wesen aus dem Wurzelbereich der Bäume aufsteigen; er konnte sich selbst im Spiegel nicht mehr anschauen, da er sich dabei nur verzerrt, quasi fratzenhaft sah. Er bekam den Impuls, Gedichte zu schreiben, und las Dantes *Göttliche Komödie*. Alles dort Beschriebene kam ihm ganz vertraut und wie selbst erlebt vor. Er begann, seine Wahrnehmungen aufzuzeichnen und diese als Bücher zusammenzustellen. Da ihn dieses Erleben unvorbereitet traf, brauchte er lange, um diese Wahrnehmungen nicht mehr als bedrohlich zu erleben, sondern sie als Ausdruck einer anderen Wirklichkeitsebene aufzufassen.

Krankhaft, also «unfrei», war, dass er den Eintritt in die jeweils verschiedenen Wahrnehmungsräume nicht bewusst steuern konnte, sondern quasi mit elementarer Kraft in die übersinnliche Wahrnehmungsebene hineingezogen wurde und damit zusammenhängend immer wieder Todesängste oder -gedanken auftraten. Unter dem Blickwinkel der Dreidimensionalität des Ich kann die Symptomatik folgendermaßen verstanden werden: Der Patient hatte in sein Tagesbewusstsein eindringende Erlebnisse des Nachtbewusstseins. Die zeitliche und räumliche Differenziertheit der üblichen Tagwahrnehmungen wurde durch eine teilweise Aufhebung der eindeutigen Zuordnung von räumlichen Strukturen überlagert. Dadurch schwand die Sicherheit, die durch Sinneswahrnehmungen entsteht. Er erlebte zunehmend Verwandlungsvorgänge und Neuformationen in seinem Denken und bildhaften inneren Erleben. In ihm entstand eine künstlerische, kreative, schaffende Kraft, die unmittelbar wirksam wurde. Er fühlte sich «aufgenommen und angekommen» im Kreise von Dichtern und ihnen nahe und verwandt. Krankheitsbedingt kam er in einen Zustand, in dem sich die Wirklichkeitsebenen der Bewusstseinszustände nicht mehr klar und eindeutig abgrenzten, sondern sich ineinanderschoben und entsprechende seelische Erlebnisse erzeugten, die psychiatrisch als psychotische Symptome zu bezeichnen waren. Da er von Hause aus ein sehr bodenständiger und praktischer Mensch war, gelang es im therapeutischen Prozess nach und nach, unter behutsamer Führung und psychopharmakologischer Unterstützung – allerdings entwickelte er unter allen eingesetzten Psychopharmaka ausgeprägte Nebenwirkungen –, das Erlebnisgeschehen aus einer am Anfang wilden und angsterfüllten Aufgeregtheit in einen erträglicheren und lebbareren Wahrnehmungsfluss zu bringen. Hieraus strömten anhaltend kreative Impulse, wenngleich diese seinen nahestehenden Menschen immer wieder seltsam und bedrohlich erschienen. Er verfasste mehrere Mappen mit Texten und Gedichten und konnte nach und nach durch die Arbeit daran Ordnung in sein inneres Erleben bringen.

Diese unterschiedlichen, von ihm wahrgenommenen Wirklichkeitsebenen sind im weiteren Sinne verwandt mit den verschiedenen Wirklichkeitsebenen der Physik. Einerseits existiert die klassische Physik mit ihren festen Strukturen und ihrer Eindeutigkeit – entsprechend unseren Wahrnehmungen im Wachbewusstsein. Andererseits gibt es die Quantenphysik mit ihrem Möglichkeitsraum, ihrer Relativität, deren Wirklichkeit erst mit dem Blick des Betrachters erzeugt wird[65] – vergleichsweise entsprechend unserer Traumbilderwelt. Auch zeigte sich bei diesem Patienten, dass ein Auslöser der Erkrankung in dem Bereich zu finden war, den Rudolf Steiner gemäß seinem Votum als die «gängigen gesellschaftlichen Vorstellungen» beschreibt. Der Patient berichtete, wie die ausufernden Vorschriften zur Qualitätssicherung ihm die Freude am Beruf abtöteten und er aus der von ihm so erlebten bürokratischen Erstarrung mithilfe der Erkrankung ausbrach.

Psychose als nicht-räumliches Erleben

Ein Fallbeispiel für den Bewusstseinszustand eines Menschen mit parkinsonbedingter Demenz sowie medikamentös bedingtem psychotischen Erleben und dessen Verbindung mit einem ihm nahestehenden Menschen, seiner Tochter: Der Vater einer Patientin lebte in einem Altenheim aufgrund einer parkinsonbedingten Demenz und psychotischen Zuständen im Rahmen der Anti-Parkinson-Medikation. Die Patientin hatte begonnen, die Wohnung des Vaters, die im ersten Stock seines Mehrfamilienhauses lag, aufzulösen, um dem gehbehinderten Vater damit die Möglichkeit zu schaffen, aus dem Altenheim wieder nach Hause entlassen zu werden und dann in die im Erdgeschoss liegende Wohnung zu ziehen. Eines Tages hatte sie die Möbel und Einrichtungsgegenstände um-

65 Dürr, H.-P.: *Wir erleben mehr, als wir begreifen*. Freiburg: Herder; 2001.

gezogen und dann in der von der Raumaufteilung her identischen Wohnung im Erdgeschoss seine Möbel aus seinem bisherigen Esszimmer eingeräumt. Dabei stolperte sie über die herumstehenden Stühle, räumte diese zusammen, um Platz dafür zu haben, den Tisch an den richtigen Platz zu stellen. Diese Arbeiten führte sie nachmittags durch. Am Abend kam sie ins Altenheim zu ihrem Vater, fand diesen verwirrt vor, sagend, überall seien Stühle im Altenheim, er habe Mühe, nicht über diese Stühle zu fallen, was jedoch nicht der tatsächlichen Realität im Altenheim entsprach.

Ähnliches ereignete sich am Folgetag: nachmittags räumte sie das Schlafzimmer des Vaters neu ein, was sich aufgrund des bereitzustellenden Pflegebettes als schwierig erwies. Abends fuhr sie wieder ins etwa 20 Kilometer entfernte Altenheim, wo ihr Vater sie mit den Worten begrüßte, er habe die ganze Zeit an sein Schlafzimmer gedacht und es umgeräumt, denn alles passe nicht mehr und müsse umgebaut werden. Am Folgetag beendete die Patientin die Umräumarbeiten in der neuen Wohnung des Vaters und war innerlich ruhig und zufrieden, dass nun die Möglichkeit geschaffen war für ihren Vater, bei Besserung seines körperlichen und seelischen Zustandes wieder nach Hause zu kommen. An diesem Abend fand sie ihren Vater ruhig und friedlich vor.

Der Vater der Patientin konnte keine bewusste Wahrnehmung von den Vorgängen in seinem entfernt liegenden Haus und den Umräumarbeiten der Tochter haben. Dem Wachbewusstsein waren diese Aktivitäten aufgrund seiner räumlich-zeitlichen Gebundenheit nicht zugänglich. Da er sich krankheitsbedingt jedoch an der Grenze zu einem anderen Bewusstseinszustand bewegte, dem Schlaf- oder Traumbewusstsein mit dessen umfangreicheren, räumlich nicht beschränkten Wahrnehmungsmöglichkeiten, konnte er die

Aktivitäten seiner Tochter, von denen sie ihm nichts erzählt hatte, wie real miterleben und begleiten. Zu diskutieren bliebe, ob es sich bei dem Bewusstseinszustand eines Menschen mit Demenz oder in psychotischen Zuständen um einen Zugang zu dieser Wirklichkeitsebene handelt, die mit dem Erleben in Traum und Schlaf zusammenhängt oder ob es sich um gänzlich leibfreie Wahrnehmungen (nicht-räumlich und nicht-zeitlich) und damit die Bewusstseinsebene handelt, in die das Ich nach dem Tod eintritt.

Tod im Traum

Eine junge Patientin, aus einem Kulturkreis mit starker Familienbindung stammend, musste nach der Trennung des Vaters von der Mutter und Auszug der älteren Geschwister als nunmehr ältestes Kind Mutter und jüngeren Bruder versorgen, quasi die Vaterrolle übernehmen. Sie träumte eines Nachts, sie sei gestorben, aber noch nicht im Himmel, sondern über ihrem Leib schwebend. Dadurch konnte sie die Mutter und andere Angehörige nicht mehr erreichen und ergreifen. Andererseits war sie für diese ebenfalls nicht mehr berührbar. Dieser Traum ängstigte sie sehr.

Ich konnte ihr vermitteln, dass «Tod im Traum» eine häufige Thematik ist und bedeutet, dass etwas Altes zugrunde geht, damit etwas Neues entstehen kann, also Tod und Auferstehung. Auf ihre Situation ließ sich dieser Traum, der mehrfach wiederkehrte, übertragen als eine Verheißung, dass sie sich aus den sehr einengenden, quasi gefängnisartigen bisherigen Verhältnissen wird lösen können, nicht mehr «angreifbar» sein wird und ihr ein neues, freieres Leben möglich werden wird. Tatsächlich wurde die Patientin im Laufe des therapeutischen Prozesses zunehmend innerlich freier und war nicht mehr so stark angreifbar für die Attacken aus dem familiären Umfeld. Sie konnte mutiger und sicherer auf ihre individuelle Art denken und ihr Leben gestalten.

Vorausschauende Träume

Eine 58-jährige Mutter von zwei Kindern berichtete, dass sie in der Nacht vor dem Unfalltod ihres Sohnes folgenden Traum hatte: Sie träumte, ihr Sohn habe einen Autounfall gehabt, sei aus dem beschädigten Auto ausgestiegen, auf sie zugekommen, habe ihr gesagt, zum Glück sei er unverletzt, aber das Auto habe Totalschaden. Dann sei er von einer hellen Lichtwolke umrahmt worden und in ihr nach oben in den Himmel getragen worden. Sie selbst hatte sich nach dem Aufwachen überlegt, sofort ihren Sohn anzurufen und ihn davor zu warnen, an diesem Tag aus dem Haus zu gehen. Sie verwarf diesen Gedanken jedoch, da ihr der Traum so irreal vorkam. Am Nachmittag des Folgetages erhielt sie die Nachricht, dass ihr Sohn bei einem Autounfall tödlich verunglückt war. Vorausschauende Träume sind für den, der sie träumt, immer sehr erschreckend, zeigen sie doch, dass wir in der Schlafzone ein Vorauswissen von Schicksalsereignissen haben. Allerdings, das ist auch eine Tatsache, können wir unserem Schicksal nicht entgehen.

Veränderung des Ich-Erlebens unter Psychopharmakotherapie

Eine 40-jährige Akademikerin litt unter einer starken wiederkehrenden depressiven Symptomatik mit massiven Selbstwertzweifeln und teilweise länger dauernder Arbeitsunfähigkeit («Ich schaff das alles nicht, ich bin wie abgeschnitten von mir selbst.»). Durch eine neu begonnene Psychopharmakotherapie mit Lithium hatte sie sich etwas stabilisiert, insbesondere ihre Stimme war wohlklingender und voller geworden, auch in der Intonation weicher und lebendiger. Darauf angesprochen, antwortete sie: «Ja, ich habe wieder einen größeren Seelenraum, ich habe mehr Platz im Käfig und ab und zu auch heitere Momente. Allerdings bin ich weiter vom Eigentlichen entfernt.» Auf meine Frage, was das «Eigentliche» sei, sagte sie: «Na ja, Sie wissen schon, mein eigenes Inneres.»

Einerseits war wahrzunehmen, dass die Patientin mit Unterstützung durch das Medikament Lithium seelisch in ihrem Denken und insbesondere in ihrer Emotionalität deutlich freier wurde. Sie selbst konnte das auch erleben, allerdings erlebte sie sich im Gegensatz dazu als weniger im Kontakt mit ihrem eigenen Wesenskern. Durch die Differenzierung zwischen Seelenraum und Ich-Bereich kann dies so verstanden werden, dass der Seelenraum größer, voller, farbiger geworden ist durch die begonnene Psychopharmakotherapie. Der größere Seelenraum kann aber nicht «automatisch» von Ich-Anwesenheit erfüllt werden. Die Patientin selbst erlebt sich deshalb zunächst eher als fremd bzw. als weniger bei sich. Lithium als Salz, stofflich eng verwandt mit Kochsalz, bringt, wie Kochsalz bei Speisen deren Eigengeschmack, die Vielfarbigkeit des seelischen Erlebens zur Erscheinung, in der richtigen Dosierung, wie beim Kochsalz, oft ohne Eigenwirkung. Deshalb ist Lithium auch bei Patienten, die empfindlich auf Nebenwirkungen oder Eigenwirkungen von Medikamenten reagieren, immer eine zu prüfende medikamentöse Handlungsalternative. Allerdings hat Lithium-Salz auch als Wirkung die Festigung und Konservierung der Seelenverfassung, vergleichbar dem Kochsalz bei der Haltbarmachung von Speisen.

Bei der Patientin wird es sich im weiteren Verlauf zeigen, ob sich in dem von ihr als neu und zunächst fremd erlebten lebendigeren seelischen Erleben nach und nach die Wahrnehmung ihres eigenen Ich-Seins wieder herausbildet, oder ob sie tatsächlich in dem durch Lithiumsalz stimulierten lebendigeren Seelenleben weniger Verbindung zu ihrem eigenen inneren Wesenskern wahrnimmt.

Verbindung zu sich selbst finden als therapeutisches Ziel

Eine 27-jährige geförderte Nachwuchsmanagerin litt unter erheblichen Stimmungsschwankungen und einer ausgeprägten Labilität des Selbstwertgefühls, das sich in Zusammenhang mit Erfahrungen in Kindheit und Jugendzeit entwickelt hatte und aktuell immer wieder in schwierigen Liebesbeziehungen in Erscheinung trat. Ihre negativen Gedanken lassen sich wie folgt zusammenfassen: «Ich bin unattraktiv, ich bin langweilig, ich bin der Verlierer, ich bin der Klotz am Bein, ich störe, am besten, ich wäre weg, dann hätten alle weniger Ärger.»

Psychotherapeutisch wurden im Therapieverlauf erklärend

die psychodynamischen Zusammenhänge dargestellt, wodurch die aktuelle Symptomatik für die Patientin zugänglicher und verständlicher wurde und für sie weniger «unsinnig» erschien. Der anthroposophische Aspekt der Behandlung bestand darin, die Patientin immer wieder darauf zu verweisen, ihre «seelischen Tumulte» eher zu beobachten, als sich zu sehr darin verstricken zu lassen. Dieses Erüben einer «Beobachterposition» dient dazu, aus der Position des Ich auf die Seelenvorgänge, die sich im Denken, Fühlen und Wollen zeigen, zu blicken. Zu einer Therapiesitzung kam die Patientin dann vergnügt lächelnd, eröffnete das Gespräch mit den Worten «Stellen Sie sich vor, ich habe jemanden kennengelernt!» Bei den mir bekannten Schwierigkeiten ihrer Beziehungsgestaltungsfähigkeit löste diese Äußerung bei mir zunächst Erschrecken aus und die Befürchtung einer erneuten, durch Liebesabenteuer verstärkten seelischen Labilität. Ich erwiderte ihre Bemerkung mit den Worten, ob das ihr Ernst sei. Sie antwortete: «Ja, ich habe jemanden Neues kennengelernt: mich selbst!» Sie berichtete, dass es ihr im Weiteren gelungen sei, sich selbst intensiver wahrzunehmen, die Wahrnehmungen von sich selbst ernst zu nehmen, diese nicht abzutun oder zu bagatellisieren, sondern ihnen nachzugehen. Dadurch sei sie in einen Zustand inneren Friedens und der Freude geraten, der zu Wohlbefinden und Erleben starker innerer Energie führte. Im Folgenden wurde daran gearbeitet, immer wieder diese Verbindung zu sich selbst bewusst zu pflegen.[66]

66 Eine schöne Schilderung des Zu-sich-selbst-Kommens ist das «Franklinsche System»: «Ich bin der Kommandant und lasse daran nie einen Zweifel, vor allem nicht bei mir selbst. […] Ich bin mir selbst ein Freund. Ich nehme ernst, was ich denke und empfinde. Die Zeit, die ich dafür brauche, ist nie vertan. Dasselbe gestehe ich auch den anderen zu. Ungeduld und Angst werden nach Möglichkeit ignoriert, Panik ist streng

Versöhnung mit Vater und Mutter

Ein knapp 40 Jahre alter Lektor, der vor sechs Jahren an einer akuten psychotischen Episode erkrankte, dann langjährig eine kontinuierliche Neuroleptika-Behandlung benötigte, jetzt im Rahmen einer psychotherapeutischen Behandlung schrittweise die Medikamente absetzen konnte und ein tieferes Verhältnis zu sich selbst fand, berichtete folgenden Traum: Er war in seine Wohnung gekommen, die unaufgeräumt und ungemütlich war – in Wirklichkeit hat er ebenfalls sehr große Schwierigkeiten, sich in seiner Wohnung wohlzufühlen. Im Traum habe sich dann die Wohnung plötzlich verwandelt. Über dem Sofa hing ein Bild, das seine Mutter aufgehängt habe. Dies sei so gut und passend gewesen, dass er die Wohnung insgesamt als ästhetisch und schön erlebt habe. Sein Vater kam dann aus einer Ecke, er erschrak zunächst, der Vater habe einen Werkzeugkoffer in der Hand gehabt und ihn angelächelt.

Im Gespräch über diesen Traum wurde deutlich, dass Herr H. beginnt, sich in seiner Wohnung, d. h. seinem eigenen inneren Seelenraum, wohlzufühlen. Er kann akzeptieren, dass in seinem Inneren Bildekräfte seiner Mutter sind, entsprechend dem im Traum über dem Sofa hängenden Bild. Seine handwerklich-praktischen sowie gestalterischen Fähigkeiten sind Elemente in ihm, die er vom Vater stammend in sich trägt. Er konnte bewusster als bisher sowohl die Mutter als auch den Vater nicht mehr nur als eingreifend und störend in seinem Leben empfinden, sondern auch wahrnehmen, dass diese Einflüsse aus ihrer Liebe heraus in ihm bestehen. Diese konnte er als Teil seines inneren Seelenraumes annehmen, des Seelenrau-

verboten.» (Nadolny, S.: *Die Entdeckung der Langsamkeit*. München: Piper; [39]2005, S. 209.)

mes, in dem er selbst der Gestalter und wahrnehmender Bewohner ist. Der Seelenraum ist im Traum durch die Wohnung verbildlicht. Das führte ihn nach und nach zu mehr innerer Festigkeit, mehr Identität, wodurch er weniger angstvoll beim Einschlafen war, das, drastisch formuliert, einen «Sprung über den Abgrund des Nichts» bedeutet, den Übergang von der Wach- zur Schlafzone, bei dem das Tagesbewusstsein quasi vernichtet wird. So war er allmählich in der Lage, die schlaffördernden neuroleptischen Medikamente wegzulassen und eine Sicherheit aus sich selbst heraus zu entwickeln.

Frieden schließen mit sich selbst

Eine 47-jährige Patientin, die als junge Erwachsene eine Hodgkin-Erkrankung mit Bestrahlung und Chemotherapie behandeln lassen musste, seitdem wiederkehrend an psychosomatischen Beschwerden und einem komplexen Erschöpfungssyndrom leidet, im Rahmen dessen sie depressive Symptome zeigte, berichtete aktuell, dass ihr Schlaf besser sei, sie habe «schwere Träume», die ihr bedeuteten, dass sie «in dieser Welt ankomme», sie könne nun eher «Frieden schließen mit dem, was ist, und auch damit umgehen». Dieser Friede entstehe in ihr, da sie sich bewusst mache: «Ich habe mir meine Schwierigkeiten nicht ausgesucht, es kommt nicht von mir.» In dieser Äußerung ist die zu innerem Frieden führende Einsicht verborgen, dass ich mit meinem bewussten Wollen im Hinblick auf tiefere Lebensfragen oder auch meine Lebensumstände machtlos bin, da meine Schwierigkeiten, die ich zu meistern habe, nicht aus meinem «bewussten Wollen» kommen und diesem nicht zugänglich sind. Erleichterung erlebte die Patientin dadurch, dass sie besser schlief und ihr «höheres Ich», vermittelt durch Träume, in ihr Kraft und Zuversicht erzeugte und die Wahrnehmung vom Eingebundensein in größere Zusammenhänge.

Schlafen lernen

Eine 49-jährige Patientin, seit Jahren unter einer komplexen, schwer zu diagnostizierenden immunologischen Erkrankung leidend, mit anhaltenden psychophysischen Erschöpfungszuständen wie bei einem Chronic Fatigue Syndrom (CFS), zudem mit wiederkehrenden Reaktionen im Rahmen eines Quincke-Ödems, anhaltenden Schlafstörungen und rezidivierenden Magenbeschwerden, berichtete, dass bei einer durchgeführten Gastroskopie eine Refluxösophagitis diagnostiziert worden sei. Es wurde ihr angeraten, keinen Alkohol mehr zu trinken und ein von ihr immer wieder benutztes Beruhigungsmittel nicht mehr einzunehmen, da dadurch möglicherweise der Magenpförtnermuskel in seiner Schließfunktion beeinträchtigt und das Auftreten der Refluxösophagitis begünstigt wird. Sie machte nun den Schritt, den sie sich vorher über Jahre nicht getraut hatte, und beendete die Psychopharmakotherapie. Für sie überraschend gelang es ihr, auch ohne Medikament ganz gut zu schlafen, indem sie sich bewusst entschied, in den Schlaf einzutauchen mit den Gedanken: «Egal, was passiert, ich muss einfach loslassen, es kann mir nichts passieren, ich bin in Sicherheit, ich bin im Schlaf geborgen.» Damit gehe es ihr ganz gut, sie habe ohne das sedierende Medikament neue Ideen, die sich positiv in ihrer künstlerischen Tätigkeit auswirkte.

Ausgelöst durch äußere Umstände, vollzogen aber durch einen inneren Bewusstseinsschritt, konnte die Patientin den Übergang zwischen Tagwelt und Nachtwelt nunmehr bewusst vollziehen und damit ihrem höheren Selbst ohne Medikamente direkter und bewusster begegnen. Die das Tagbewusstsein dämpfende Wirkung der Arzneisubstanz ersetzte sie durch das vom inneren Willen impulsierte vertrauensvolle Sich-Öffnen für die Nachtsphäre des Seins.

Zwangssymptome als Hinweis auf die Angst vor dem Tod

Eine leitende Angestellte, Mitte 40, kam wegen Schwierigkeiten in ihrer Partnerschaft in meine Praxis. Zudem litt sie an einem Reizdarmsyndrom und wiederkehrender Depressivität. Bei der Anamneseerhebung zeigten sich Zwangssymptome in Form von Zwangshandlungen mit festgelegter Ordnung und Ausrichtung von Gegenständen auf ihrem Schreibtisch. Ausgehend von den Überlegungen zu den drei Seins- und Bewusstseinsstufen, ist Festhalten ein Wesensmerkmal des Wachbewusstseins, Loslassen ein Wesensmerkmal des Schlafbewusstseins und Freiwerden ein Wesensmerkmal des Todeszustands.

Bei dieser Patientin war festzustellen, dass sie unter erheblichen Einschlafstörungen litt. In diesem Zusammenhang konnten die Zwangssymptome als ein zu starkes Festhalten, also Nicht-loslassen-Können gesehen werden. Erweitert kann dies als Angst vor dem Unbewussten, oder noch stärker: als Angst vor dem Tod, vor dem Verlust der eigenen Existenz aufgefasst werden. Bei der Patientin äußerte sich dies in einer unangemessenen, dem Verstand und der Vernunft nicht zugänglichen Angst vor Verlust ihres Arbeitsplatzes und vor Verarmung. Diese Ängste setzten sie erheblich unter Druck und verursachten bei ihr zudem den Ansporn: «immer alles hundertfünfzigprozentig machen, ja keine Fehler oder Schwächen zeigen». Diese Angst schränkt ihr freies Handeln und Denken ein, bestimmt zudem das emotionale Erleben. Dieses Denken, Fühlen und Handeln aus Angst hat Hubertus Tellenbach in einem anderen Zusammenhang als den pathogenetischen Hintergrund des von ihm sogenannten «Typus melancholicus»[67] herausgearbeitet, ein seelischer Typus, der in Entscheidungssituationen zum Festhalten und schlimmstenfalls Untergehen neigt, anstatt sich freizumachen, zu öffnen und die Angst fallen zu lassen.[68]

Was dem Verstand und der Vernunft, also unserem Tagesbewusstsein, nicht zugänglich ist, muss ins nicht-tageswachbewusste Unbewusste eingeprägt worden sein. Diese Einprägung findet in der Regel statt durch Gedanken – ausgesprochen oder unausgesprochen –, durch Gefühle und auch über Körperhaltungen, die während der Kindheit und Jugend in der Umgebung bei nahestehenden Menschen vorhanden waren. Diese werden als Prägungen bezeichnet. Das heißt:

67 Tellenbach, a.a.O.

68 Eine sehr eindrückliche Schilderung der Notwendigkeit des Loslassens in Extremsituationen findet sich bei dem Schriftsteller Edgar Allen Poe (1809-1849) in seiner Erzählung: «A descent into the Maelstrom» – Poe, E. A.: *Tales of mystery and imagination*, London: everyman; 1997; Poe, E. A.: *Ein Sturz in den Malstrom*. Göttingen: Wallstein; 2011.

Seelisches – also Gedanken, Gefühle und Impulse – bleibt in einprägungsempfindlichen Entwicklungszeiträumen nicht leibfrei seelisch, sondern wird, wie man heute weiß, über epigenetische Vorgänge körperlich-leibliche Realität. Über diesen Weg wird Seelisches zur Leiblichkeit bis hin in die Gehirnfunktionen und deren physische, physikalisch messbare Zustände. Diese lassen sich wiederum durch physische Substanzen, also Psychopharmaka, beeinflussen, was deren Wirkung erklären kann – wie sonst könnten physische, stoffliche Substanzen, Arzneimittel, auf die nichtstoffliche Seele und deren Erscheinungen wirken? Zudem erhellt dies die Aussage von Rudolf Steiner, dass psychische Erkrankungen aus Störungen der Körperfunktionen entstehen und umgekehrt körperliche Erkrankungen aus seelischen Störungen resultieren.[69]

Bei der Patientin fanden sich die unangemessenen Denkinhalte und emotionalen Verhaltensweisen nicht direkt bei ihren Eltern: Der Vater war Eisenbahnbeamter in guter Stellung, die Mutter Hausfrau, keine Anhaltspunkte für Existenzängste – wenn man nicht hintersinnig denkt und die gesicherte Position eines Eisenbahnbeamten und die klar definierte Rolle einer Hausfrau als gelungene Form der Existenzangstabwehr sieht. Bei der Großelterngeneration zeigte sich

69 «Das Primäre liegt gerade bei den sogenannten geistigen Erkrankungen in den Organsystemen, wenn es auch manchmal schwieriger zu beobachten ist. Und weil es in den Organsystemen liegt, deshalb ist es manchmal so trostlos, zu sehen, wie man gerade durch geistige Behandlung diesen Dingen am allerwenigsten beikommt, wie man tatsächlich viel eher bei wirklichen organischen Erkrankungen durch geistige Behandlung etwas ausrichten kann als gerade bei sogenannten Geisteskrankheiten. Man wird sich geradezu angewöhnen müssen, Geisteskrankheiten mit Heilmitteln zu behandeln.» (Steiner, R.: *Geisteswissenschaft und Medizin* (GA 312). Dornach: Rudolf Steiner Verlag; 1976, S. 258.)

ein völlig anderes Bild: Die Großeltern väterlicherseits waren in der Nachkriegszeit aus dem Sudetenland vertrieben worden, kamen als Flüchtlinge nach Bayern, mussten sich dort mühsam eine Existenz aufbauen, angefeindet von den Einheimischen. In diesem Zusammenhang ist von entscheidender Bedeutung, dass die Großmutter für die Patientin eine der engsten Bezugspersonen war.

Somit lassen sich folgende Gedanken zur Pathogenese des zwanghaften Festhaltens bei der Patientin entwickeln: Die Großeltern der Patientin litten durch Krieg und Vertreibung unter erheblichen Existenzängsten, der Vater der Patientin war als Bahnbeamter in einer sicheren Situation, die Tochter, meine Patientin, eng mit der Großmutter verbunden, wurde in Kindheit und Jugendzeit großmütterlicherseits unbewusst und dadurch der Verstandeserkenntnis nicht zugänglich, von einer Existenzangst geprägt, die sie in sich unbewusst und unzugänglich trägt und die zu einem übermäßigen Festhalten im Sinne von Zwangshandlungen führt.

Im therapeutischen Prozess wurden zunächst diese pathogenetischen Zusammenhänge freigelegt und damit dem Bewusstsein zugänglich gemacht. Der Schwerpunkt lag in der Entwicklung eines Mitgefühls mit Eltern und Großeltern im Sinne der Schaffung eines gemeinsamen inneren Erlebnisraumes und der in ihm liegenden Bedrückungen. Im Weiteren trainierte die Patientin durch tägliche Rückschauübungen die Distanzierung von der sie ergreifenden Emotionalität und von unangemessenen kognitiven Mustern. Dadurch gelang es ihr allmählich, eine seelische Gegenwartspräsenz im Denken, Fühlen und Handeln zu erreichen, was sie etwa in folgende Worte fasste: «Heute bin ich mir meiner Fähigkeiten und Möglichkeiten bewusst, ich kann mich auf sie verlassen, das gibt mir Sicherheit. Früher waren meine Eltern und insbesondere meine Großeltern geprägt durch Existenzangst, die sie in unterschiedlicher Weise bewältigten. Da ich mir jetzt meiner Fähigkeiten bewusst bin, schöpfe ich daraus Vertrauen und Hoffnung, mein Leben in guter Weise auch in Zukunft gestalten zu können. Ich bin geborgen und sicher, da ich in mir selbst die Kräfte spüre, die mich stärken.»

Unter dieser Vorgehensweise konnte sich die Patientin nach und nach, es war ein langer Weg, von den von außen kommenden Ängsten und Zwängen, also von der Großmutter stammend, lösen und mehr und mehr in Kontakt mit den eigenen inneren Kräften kommen, deren Anwesenheit sie zunehmend wahrnehmen konnte. Der positive Heilungsverlauf zeigte sich insbesondere auch dadurch, dass der Schlaf sich besserte und sie morgens den aus der Nacht stammenden Stärkungsimpulsen nachspürend diese bewusst mit in den Tag hineinnahm. Diese Kasuistik zeigt eine Behandlungsweise auf, die ein Symptom, Ordnungszwang, in Verbindung bringt mit der Angst vor dem Gedanken an den leiblichen Tod. Das damit verbundene ängstliche Zurückschrecken vor der Gewissheit unserer immerwährenden Existenz im Geistigen führt zu einem Festhalten im Materiellen. Vom bewussten Berühren der hohen und höchsten geistigen Bereiche, das einer Entängstigung bedarf, führte der psychotherapeutische Heilungsweg zur Wiedererlangung von Freiheit im alltäglichen Menschlichen und Mitmenschlichen.

Aphoristische Gedanken zu weiteren Anwendungen der Erkenntnis der Dreidimensionalität des Ich

Wer nicht einschlafen kann, ist zu sehr verbunden mit den Bewusstseinsvorgängen und hält sich zu sehr in der Ebene der Tagesaktivität fest, meist aus Angst, die Anforderungen des Lebens ansonsten nicht gut genug meistern zu können. Wer nachts aufwacht, befindet sich in einer zu großen Divergenz zwischen seinen Verstandes- und Bewusstseinskräften und dem, was er «eigentlich» in seinen tieferen Wesensschichten will und braucht. Wer morgens erschöpft aufwacht, konnte nicht tief genug in den «Flow» des Schlafes eintauchen, nicht in ausreichender Weise innere Ruhe und Frieden erlangen. Wer sich andauernd «ausgebrannt» fühlt, hat keinen Zugangsweg zu den tieferen oder höheren Quellen des inneren Lichtes bzw. inneren Feuers und dessen geistiger Substanz. Wer daran denkt, sich das Leben zu nehmen, spürt, dass seine Daseinssituation eine Rückbesinnung auf die tiefsten Schichten des Selbstseins und der Individualität erfordert, er braucht für sein Seelendunkel das Erblicken von Licht, das Menschen bei Nahtoderlebnissen beschreiben.

Diese drei nun definierten Ebenen unseres Daseins – leiblich-seelisches Wachsein, leiblich-seelischer Schlaf und leiblich-seelisches Nichtsein – sind immer und jederzeit präsent in uns, wenngleich nicht ebenbürtig. Im Wachzustand dominiert das Bewusstsein, im Schlafzustand die Bilderwelt und im leiblichen Nichtseinszustand alleine das, was uns innewohnt, unsere ureigene Schöpferkraft. Wir können unser Bewusstsein hin zu diesen verschiedenen Ebenen unseres Ich-Daseins lenken und diese Daseinsstufen dadurch erreichen, indem wir uns ihrer bewusst werden, um vorsichtig mit ihnen in Verbindung zu treten. Diese Möglichkeit eines vorsichtigen bewussten Hineingehens in die verschiedenen Daseinsbereiche unseres Ich erlaubt auch den Gedanken, dass sich hinter Schlafstörungen oder Schlaflosigkeit, falls sie quälend sind, ein nicht gut vorbereiteter und nicht angemessen durchgeführter Versuch verbirgt, mit den tieferen Impulsen, die wir aus der Nachtwelt bekommen, in Verbindung zu treten. Um diese Verbindung in guter und gesunder Weise zu schaffen, ist allerdings einiges an vorhergehendem Training erforderlich.[70]

Geistesanwesenheit in der psychotherapeutischen Arbeit

Die folgenden Ausführungen sollen einen weiteren Ansatzpunkt der anthroposophischen Psychotherapie verdeutlichen. Ihr Spezifisches kann herausgearbeitet werden als Polarität zur etwa zeitgleich entstandenen Psychoanalyse Sigmund Freuds, die das 20. Jahrhundert wesentlich im Verständnis der menschlichen Seele und der psychotherapeutischen Behandlung von seelischen Schwierigkeiten und Erkrankungen geprägt hat. Und nicht nur das: Die Psychoanalyse hat das allgemeine Grundverständnis der Seele und ihres Wesens gesamtgesellschaftlich geformt, wurde schließlich ab den Achtzigerjahren des 20. Jahrhunderts nach und nach als therapeu-

70 Vgl. meine Ausführungen zu den «six steps» und der Tagesrückschau in diesem Buch; sowie Reiner, J.: .«Ausbildung in Anthroposophiebasierter Psychotherapie.» In: Treichler, M., Reiner, J.: *Anthroposophiebasierte Psychotherapie,* Berlin: Salumed Verlag; 2019, S. 271-290.

tischer Königsweg entthront durch die Verhaltenstherapie, die ihren Ausgangspunkt in Reizreflexmodellen hatte, wie sie bei nicht-menschlichen Lebewesen, also Tieren, zu beobachten sind. Beide Menschenbilder, das der Psychoanalyse und das der Verhaltenstherapie, haben sich in den vergangenen Jahrzehnten weiterentwickelt und sind in der täglichen Anwendung nicht in ihrer ursprünglichen Reinform praktikabel, wurden also «vermenschlicht».

Die anthroposophische Sicht auf den Menschen, seine Seele und deren Führung durch das Ich mit seinen verschiedenen Daseins- und Wirkebenen ist ebenso wenig als Alleinwahrheit zu sehen, sie fügt aber als Nuance eine Betrachtungsweise hinzu, die bestimmte Bereiche unseres Menschseins und unserer Daseinsfragen erhellen kann. Diese Nuance der Anthroposophie Rudolf Steiners (1861-1925) lässt sich darstellen in Abgrenzung und Polarität zur Psychoanalyse Sigmund Freuds (1856-1939). Freuds Hauptwerk, *Die Traumdeutung*[71], erschien bereits 1900, über die Erforschung der Trauminhalte und die «schöpferische Traumarbeit» war er zur Entdeckung und Beschreibung der Vorgänge des Unbewussten gelangt. Das Unbewusste bewusst machen – in seinen Worten: «Wo Es war, soll Ich werden» ist ein Leitsatz der psychoanalytischen Methode. Freud beschreibt den unbewussten «psychischen Apparat» als aus «drei Systemen» bestehend, wobei das Unbewusste und das Vorbewusste durch eine «Zensur» getrennt sind und bestimmte Inhalte und Vorgänge nur durch eine «Kompromissbildung» ins Vorbewusste gelangen können. Dieser Weg vom Unbewussten zum Vorbewussten wird als «erste Topik» bezeichnet, Topik als Benennung für eine systematische Vorgehensweise in der Argumentation.

71 Freud, S.: *Die Traumdeutung*. Hamburg: Nikol; 2011.

Die «zweite Topik», 1923 von Freud in seiner Schrift *Das Ich und das Es*[72] vorgestellt, unterscheidet die Instanzen «Ich», «Es» und «Über-Ich».[73] Das Ich war hierbei vor allem durch seine Funktion als zentrales Regulations- und Integrationsorgan definiert. Später, nach Freuds Tod, wurde in der Psychoanalyse zwischen dem «Ich» und dem «Selbst» unterschieden, wobei das «Ich» als intentional ausgerichtet definiert ist, das «Selbst» die reflexive psychische Struktur bezeichnet. Darüber hinaus werden in der Psychoanalyse als weitere Instanzen das Über-Ich als die Internalisierung der elterlichen Gebote und Verbote und der über diese vermittelten, über Generationen hinweg zeitbeständigen Werte eingeführt und schließlich das Ich-Ideal mit «idealisierten Objektbildern». Verknappt und kurz ausgedrückt: Das Über-Ich fällt den Urteilsspruch über mein Ich, das Ich-Ideal ist Träger meiner Hoffnungen und Ideale.

Lassen sich diese psychoanalytischen Instanzen in das Strukturmodell der Anthroposophie von Leib, Seele und Geist verorten?

Die erste Übersetzungsschwierigkeit besteht darin, dass in der Psychoanalyse der Bereich Geist nur insofern auftaucht, als er mit Bewusstsein verknüpft wird. In der Anthroposophie werden die Bereiche Leib, Seele und Geist unterschieden, insbesondere sind Seele und Geist eindeutig als zwei verschiedene Bereiche differenziert und das Bewusstsein im Zwischenbereich zwischen Seele und Geist angesiedelt. Das Ich ist ein individualisierter Teil des (Welten-)Geistes. Wenn Freud von Es spricht, die zweite Übersetzungsschwierigkeit, sind in der anthroposophischen Denkweise die Bereiche angesprochen,

72 Freud, S.: *Das Ich und das Es*. Frankfurt am Main: Fischer; 2011.

73 Schott, H. und R. Tölle: *Geschichte der Psychiatrie*. München: C. H. Beck; 2006, S.130 f.

die wir als unsere tierische, animalische Entwicklungsstufe in unserer Seele tragen, das sind insbesondere Triebe und Begierden. In der Seele sind auch die durch das Ich im Laufe von Reifungsprozessen verwandelten Seelenelemente vorhanden. Die Lehre von diesen Verwandlungen ist ein zentraler Bereich anthroposophischer Entwicklungspsychologie.[74]

Wenn die Psychoanalyse von Ich und Selbst spricht, sind die beiden durch die Zielgerichtetheit des Ich einerseits und durch die reflektive Fähigkeit des Selbst andererseits differenziert. In der Anthroposophie ist zwischen Ich, darunter ist das Alltags-Ich oder Wachbewusstseins-Ich zu verstehen, und dem anthroposophischen Selbst, das auch als höheres Ich oder Schlaf-Traum-Bewusstseins-Ich zu bezeichnen ist, ein Schritt von der seelischen in die geistige Sphäre des Menschen zu tun. Das höhere Ich begleitet mit Weisheitswissen die Aktionen unseres wachbewussten Alltags-Ich, das sich wiederum in der Nacht oder in der inneren Versenkung der Meditation Rat und Orientierung vom höheren Ich holt. Partiell überschneiden sich die Bedeutungsbereiche im psychoanalytischen und anthroposophischen Klassifikationssystem beim höheren Ich der Anthroposophie und dem psychoanalytischen Ich-Ideal. Allerdings ist das freudsche Über-Ich mit seiner gebieterischen und verbietenden Strenge in der anthroposophischen Seelengeisteskunde begrifflich eher dem Schatten oder Doppelgänger zuzuordnen, d. h. dem, was ich fremd an und in mir trage und was ich selbst nicht sein will.

Für die höchste Instanz in der anthroposophischen Seelengeisteswissenschaft, das ewige Ich, das immerseiende, das nicht-zeitlich-räumliche Ich, gibt es in der Psychoanalyse kei-

74 Beispielsweise Treichler, R.: *Die Entwicklung der Seele im Lebenslauf.* Stuttgart: Verlag Freies Geistesleben; 1995.

ne Entsprechung, da in dieser Denkweise keine Reinkarnation existiert. Das Erfassen dieses Ewigkeitsraumes und seine Benennung erlebe ich als ein absolutes Grenzgebiet meines Bewusstseins, und so kann ich es auch nur dürftig erfassen. Es wegzulassen erlebe ich aber noch mehr als Versäumnis, vielleicht sogar als die wesentliche Krankheit unserer westlichen Zivilisation und Ursache unseres materialistischen Todes- und Zerstörungswerkes. In unserer westlichen Kultur führte das Erkennen der physikalischen Naturgesetze zu einer immer perfekteren Entwicklung, Nutzung und Anwendung von Technik, die voranschreitet und die Grenzen des durch Menschen Machbaren mehr und mehr erweitert. Allerdings mit der Folge, dass sich eine Zivilisationswüste entwickelt – ein Ausdruck von Michael Ende in seinem originellen Aufsatz: «Gedanken eines zentraleuropäischen Eingeborenen».[75]

Verlebendigung aus dem Geistigen, Verlebendigung des Geistigen erscheint so als oberster Imperativ zur Rettung unserer inneren und äußeren Welt. Mit dem Blick aus diesem Bereich des Immerseienden, sub specie aeternitatis, ein vom Philosophen Spinoza (1632-1677) geprägter Begriff, zeigt sich unsere Welt nicht nur in ihren vielfältigen, sichtbaren konkreten Erscheinungen, sondern es erscheint der unendliche und ewige Bereich der Potenzialität, den Spinoza «Gott oder Natur» nennt.

Möglicherweise ahnte Freud diese fundamentalen Kräfte des Ewigkeitsraumes unseres Ich, als er in seiner Schrift *Jenseits des Lustprinzips* (1920)[76] seine bis dahin gültige Trieblehre

75 Ende, M.: «Gedanken eines zentraleuropäischen Eingeborenen». In: Gehlen, R. und B. Wolf (Hrsg.): *Der gläserne Zaun – Aufsätze zu Hans-Peter Dürrs «Traumzeit»*. Frankfurt am Main: Syndikat; 1983, S. 15-23.

76 Freud, S.: *Jenseits des Lustprinzips*. Studienausgabe Bd. 3. Frankfurt am Main: Fischer; 2000.

ergänzte und dem Prinzip «Eros», repräsentiert durch den Gott der Liebe als Namensgeber, das uns darüber hinaus bestimmende Prinzip des «Thanatos», griechischer Name für den Gott des Todes, als Dualität beistellte. Thanatos, der Gott des Todes, in der griechischen Mythologie ebenso geboren aus der Nacht[77] wie sein Bruder Hypnos, der Schlaf.

Unter Hinzuziehung dieser Gedanken zur Existenz einer Bewusstseinsnacht, die die Schlaf- und Todeszone umfasst, kann der Gedanke entstehen, dass die Psychoanalyse Sigmund Freuds, zur Verdeutlichung polarisierend dargestellt, «von unten», also vom animalischen Teil unseres Menschseins und dem vergangenheitsgeprägten «Über-Ich» denkt. Im Gegensatz dazu kommt die Anthroposophie Rudolf Steiners «von oben» her, vom geistigen Bereich unseres Menschseins. Ihr Erkenntnismittel ist die anthroposophische Geisteswissenschaft, ihr Erkenntnisweg ist die Suche nach der Verbindung zwischen dem Geistigen im Menschen und dem Geistigen im Kosmos. Durch dieses Erforschen der geistigen Dimension des Menschen wird das Ursprüngliche des Menschen, sein Ich, in seiner Wirksamkeit begrifflich erfasst.

Die universitäre Geisteswissenschaft und die ihr zugehörige Psychologie tun sich schwer mit dem Begriff des Geistes im dargestellten Sinne. Die Geschichte der Naturwissenschaft lehrt uns demgegenüber, dass zum Zeitpunkt des beginnenden Triumphes der physikalischen Technik Anfang des 20. Jahrhunderts ein «Quantensprung» erfolgte durch die Entdeckung der Licht-Quantengesetzmäßigkeiten mit ihrem Möglichkeitsraum der Relativität und Unschärfe durch Albert Einstein, Max Planck, Nils Bohr, Werner Heisenberg

77 «Nacht» ist für uns heutige Menschen als «Bewusstseinsnacht» zu übersetzen.

und andere.[78] Über die Erforschung des Lichtes mit seinem Sowohl-als-auch der immateriellen Wellen- und der materiellen Teilcheneigenschaft wurde ein Bereich der Welt eröffnet, in dem die festgelegten Gesetze der klassischen Physik nicht gelten, wie umgekehrt im Bereich der klassischen Physik die Quantengesetze nicht unmittelbar anwendbar sind. Die Übertragung dieses Schrittes der Physik von dem Gesetzmäßigen der Materie zu den Gesetzmäßigkeiten der Nicht-Materie in die «Metaphysik» der Philosophie und Psychologie eröffnet neue Dimensionen der Daseins- und Weltsicht.[79] So ist vorsichtig zu vermuten, dass auch im Bereich der Seelenwissenschaft der Durchbruch zu einer «anderen Welt», der geistigen und spirituellen Welt, erfolgen wird, in der die alten Begriffe und Vorstellungen von Geist in neuer Weise lebendig und wirklichkeitsrelevant werden.

78 Interessant hierzu die autobiografischen Schilderungen von Heisenberg, W.: *Der Teil und das Ganze*. München: Piper; 1969.

79 Hierzu lesenswert: Görnitz, Th. und B. Görnitz: *Die Evolution des Geistigen: Quantenphysik – Bewusstsein – Religion*. Göttingen: Vandenhoeck und Ruprecht; 2008.

Wissenschaft des Ich

Erkenntnisgrundlagen und Geschichte einer neuen Psychologie

Wolf-Ulrich Klünker

Seelenkunde oder Psychologie sind nicht zu trennen von der Selbsterkenntnis des Menschen; insofern ist die Psychologie, ist vor allem die Psychotherapie auch als Wissenschaft per se existenziell. Die wissenschaftliche Seelenkunde muss den Bedürfnissen und Erfordernissen des Menschen entsprechen, der sich in seinen Lebensproblemen begegnet und entwickelt – wissenschaftliche Objektivität berührt hier unmittelbar existenzielle Subjektivität. Die Lebensdramatik kann nicht auf eine Wissenschaft verwiesen werden, wenn diese der existenziellen Dimension nicht gerecht werden kann; andererseits sind Selbsterkenntnis und biografische Problemlösungen auf eine Erkenntnisobjektivierung angewiesen, wenn sie nicht in der Redundanz von «Betroffenheit» steckenbleiben wollen. Die Psychologie und insbesondere die Psychotherapie als Wissenschaftsbereiche des erlebenden Menschen und seiner Lebensschwierigkeiten müssen diese Spannung aushalten können: einerseits dem empfindenden und auch leidenden Menschen eine Perspektive der Lösung aufzuzeigen und andererseits den Erkenntniskriterien einer Wissenschaft zu entsprechen und gerade darin Hilfe für Selbsterkenntnis und Selbstentwicklung anbieten zu können.[80]

80 Vgl. Klünker, W.-U.: *Die Antwort der Seele. Psychologie an den Grenzen der Ich-Erfahrung*. Stuttgart: Verlag Freies Geistesleben; 2007.

Selbsterkenntnis als Entwicklung zur Individualität vollzog sich vorwissenschaftlich in den Mysterienstätten des Altertums und der Antike; diese waren über Jahrtausende auch Orte der Therapie und der Genesung. Plutarch berichtet als eingeweihter Priester von Delphi und als «intellektueller» Philosoph aus der Niedergangszeit der griechischen Mysterienstätten um die Zeitenwende.[81] Wie stark das individuell-menschheitliche Geschehen in den Kulteinrichtungen ich-bezogen war, lässt sich an den drei Maximen der Einweihung von Delphi erkennen. Die erste lautete: «Erkenne Dich selbst!» Von Bedeutung ist hier, dass die Selbsterkenntnis für das Ich in der Einweihung eine Begegnung des seelischen Erlebens mit den irdischen Elementarkräften herbeiführte; diese Konfrontation von Empfindung und Wahrnehmung mit elementarer Kraft spiegelt sich beispielsweise noch in der Feuer- und Wasserprobe von Mozarts *Zauberflöte*. Erst in der Konfrontation mit den massiven Erlebniswirkungen von Erde, Wasser, Luft und Feuer (Wärme bzw. Kälte) lernt die menschliche Seele, individuelle Gefühle von Erlebniswirkungen zu unterscheiden, mit denen sie zwar hoch identifiziert ist (weil sie sie intensiv erlebt), die aber nicht als Empfindungen des Ich bzw. der Individualität gelten können.

Die zweite Maxime der Einweihung lautete in Delphi: «Alles mit Maß.» Eine leichte Umformulierung verdeutlicht, dass damit das Individualisierungsprinzip im engeren Sinne angesprochen ist: «Finde in allem das für Dich passende Maß, die Dir angemessene Tätigkeits- und Erlebnisform.» Das «Maß» sollte also nicht ein irgendwie zu berücksich-

81 Plutarch: «Über das E in Delphi; Über die eingegangenen Orakel». In: Ders.: *Über Gott und Vorsehung, Dämonen und Weissagung*. Eingeleitet und neu übertragen von Konrad Ziegler. Zürich, Stuttgart: Artemis; 1952, S. 49-70 und 106-169.

tigendes menschliches «Mittel» bezeichnen, eine wie auch immer zu bestimmende Mäßigung oder Mäßigkeit, sondern gerade die praktisch-moralische Tätigkeit andeuten, durch die Selbsterkenntnis erst möglich wird: die (idealerweise in jedem Moment) willensgesteuerte Individualisierung von Erleben, Erkennen und Tun. Erst die sich auf diese Weise entwickelnde und konstituierende Individualität kann in der Erkenntnis eine illusionsfreie Wendung auf sich selbst vollziehen; jede andere Selbsterkenntnis spiegelt nur Welt und Nicht-Ich im eigenen Erleben und in der persönlichen Lebenssituation. Selbsterkenntnis und Selbstentwicklung sind also nicht zu trennen; in gewisser Hinsicht setzt die Selbsterkenntnis sogar die vorlaufende Selbstentwicklung voraus.

Die dritte Maxime der Einweihung lautete: «Du bist.» Hier zeigt sich die Dramatik, vielleicht sogar die Tragik der Selbsterkenntnis, zumindest für die Zeit der Ich-Entwicklung in der Antike. Das Ergebnis der ernsthaften und konsequenten Selbsterkenntnis-Bemühung führt nicht zu einem Erlebnis des «Ich bin», sondern zu dem (realistischen) Eindruck «Ich bin nicht». Der Ausruf «Du bist» signalisiert nämlich, dass die dauernde Veränderung in der Selbstentwicklung und die Überprüfung eigenen Denkens, Fühlens und Wollens ein wirkliches Sein von Individualität eher infrage stellt. Die ehrliche Selbsterkenntnis-Bemühung zeigt mir, dass ich (noch) nicht bin. Nicht das veränderliche und vergängliche Ich, sondern der ewige Gott, Apollo, das geistige Wesen, konnte im Sinne einer konsequenten Selbsterkenntnis als seiend empfunden werden; ihm wurde entgegengerufen: «Du bist.»

Alanus ab Insulis deutet dann am Ende des 12. nachchristlichen Jahrhunderts an, dass hier eine Veränderung eintreten konnte. Er verknüpft in einer Predigt mit dem Titel «Erkenne dich selbst!» die antike Mysterientradition mit der durch Christus ermöglichten Beziehung des Menschen zu sich selbst.[82] In Anspielung auf die Menschwerdung Christi formuliert Alanus dort: «Das ‹Erkenne dich selbst› ist vom Himmel herabgestiegen», also mit Christus Mensch und menschlich geworden. Die Selbstkonstitution des Ich als seiendes Wesen und damit auch eine wirkliche Selbsterkenntnis sind auf der Erde angekommen. Biografisches Scheitern, seelisches und körperliches Leiden, selbst der physische Tod führen nicht mehr zu dem Ergebnis «Ich kann nicht sein» bzw. «Ich bin nicht», sondern die Individualität findet sich jetzt gerade in diesen Widerständen, Grenzen und Schwellen. Das Sein ist aus der Ewigkeit des Geistigen wie erlöst und in der Entwicklungsfähigkeit des Zeitlichen und damit in den irdischen Existenzbedingungen des Ich erreichbar.

Anfang der wissenschaftlichen Psychologie: die Frage nach der Individualität

Aristoteles

Der historische Beginn einer psychologischen Wissenschaft kann in den drei Büchern *Über die Seele* des Aristoteles (384-322 v. Chr.) gesehen werden. Die Selbstvergewisserung über

82 Alanus ab Insulis: *Predigten zum Jahreslauf.* Herausgegeben und übersetzt von B. Sandkühler. Stuttgart: Verlag Freies Geistesleben; 1998, S. 134-149. – Vgl. dazu: Klünker, W.-U.: *Alanus ab Insulis, Entwicklung des Geistes als Michael-Prinzip*. Stuttgart: Verlag Freies Geistesleben; 1993, S. 24 ff.

das menschliche Seelenleben und die Selbsterkenntnis der Individualität werden also zur Psychologie als Wissenschaft, indem sie aus dem spirituell-religiösen Milieu der Mysterien zunächst in den mehr oder weniger öffentlichen Diskurs der Philosophie übergehen. Allerdings – und das ist für die weitere Entwicklung der Psychologie als Wissenschaft bedeutsam – bleibt die Frage nach dem «objektiven» Sein des «subjektiven» seelischen Erlebens der Individualität weiterhin erkenntnisleitend. Darüber hinaus setzt die psychologische Wissenschaft mit der Frage nach der Existenz der individuellen Seele nach dem Tod ein. Mit anderen Worten: Bevor die Ich-Individualität in der Psychologie überhaupt begrifflich gefasst wurde, galt die Untersuchung einer möglichen Existenz der Seele nach der Trennung vom Leib als Grundlage einer psychologischen Wissenschaft. Denn ein vergängliches, für jeden Moment wieder aufhebbares und damit illusionäres seelisches Erleben konnte nicht als ernst zu nehmender Gegenstand wissenschaftlicher Untersuchung betrachtet werden.

Damit knüpften Aristoteles und mit ihm die nachfolgende Weiterentwicklung wissenschaftlich-aristotelischer Psychologie indirekt an das Selbsterkenntnis-Motiv der Mysterientradition an. Als psychologisch seiend konnte zwar nicht mehr nur ein ewiges geistiges Wesen gelten, wohl aber eine gleichsam «wesenhafte» seelische Wirklichkeit des Menschen, die nicht auf die Subjektivität momentanen seelischen Erlebens und auch nicht auf die Vergänglichkeit leiblicher Existenz reduziert werden konnte. «Dies ist der [vom Körper] abgetrennte Geist, der leidenslos ist und unvermischt und seinem Wesen nach Wirklichkeit. Denn stets ist das Bewirkende ranghöher als das Leidende und der Ursprung höher als die Materie. Die wirkliche Wissenschaft ist dasselbe wie der Gegenstand. Die mögliche Wissenschaft ist der Zeit nach früher im Einzelnen, im Ganzen aber auch nicht der Zeit nach. Der Geist denkt nicht zuweilen und zuweilen denkt er nicht. Aber erst wenn er [vom Körper] abgetrennt ist, ist er das, was er wirklich ist, und nur dieses ist unsterblich und ewig. Wir erinnern uns aber nicht daran; denn der eine Teil ist wohl leidenslos, der leidensfähige Geist aber ist vergänglich, und ohne diesen gibt es kein Denken.»[83]

Die zitierte Stelle aus dem dritten Buch *Über die Seele* ist wegweisend, aber wie viele andere «dunkel», d. h. in Diktion und Inhalt schwierig; sie hat die Wissenschaft in Philosophie und Psychologie nahezu zweieinhalb Jahrtausende beschäftigt und zu immer neuen Verständnisversuchen veranlasst. Die Übersetzung in moderne Sprache, also auch in die deutsche, erschwert noch eine Herangehensweise. Aber auch der griechische Originaltext und die lateinische Übersetzung, die im Mittelalter Grundlage heftiger psychologischer Kontroversen innerhalb der aristotelischen Wissenschaft war, erfordern ungeheure Erkenntnisanstrengungen, um zu einem einigermaßen geschlossenen Bild zu gelangen.

Feststellen lässt sich aber zweifellos (und das ist auch weithin unbestritten), dass hier am Anfang wissenschaftlicher Psychologie das Verhältnis der Seele zum Leib eine entschei-

83 Aristoteles: «Über die Seele, 3. Buch». In: Ders.: *Vom Himmel. Von der Seele. Von der Dichtkunst*. Übersetzt und herausgegeben von O. Gigon. München: dtv; 1983, S. 333. Ergänzungen in Klammern vom Verf. – Im Folgenden verwende ich die lateinischen Termini des mittelalterlichen Aristotelismus, um eine gewisse begriffliche Überschaubarkeit zu gewährleisten – auch für die anschließende Darstellung der Psychologie des Mittelalters. Zudem beschränke ich mich bewusst auf die zitierte deutsche Version des Textes und verzichte auf Begriffs- und Übersetzungsdiskurse; Letztere sind zwar philologisch (und meist auch sachlich) unabdingbar, würden aber im Rahmen dieses Sammelbandes für den Leser irritierend wirken.

dende Rolle spielt. Zudem ist nicht zu verleugnen, dass der «abgetrennte Geist» (griechisch *nous*; lateinisch *intellectus*) als geistiger, denkender oder «intellektueller» Seelenteil (im lateinischen Aristotelismus des Mittelalters *anima intellectiva* genannt) in seiner Existenz nach der Trennung vom Körper wissenschaftlich-psychologisch untersucht werden soll.

Dieser Geist, von der Materie und vom Leib «abgetrennt», ist «leidenslos», besitzt also keine leibvermittelten (sensuellen) seelischen Erlebnisse mehr. Aristoteles sieht ihn «seinem Wesen nach» als «Wirklichkeit» an – weil ihm dieser Seelenteil als das «Bewirkende» gilt: als Form(-kraft) für den menschlichen Leib. Damit betrachtet Aristoteles den Geist auch als diejenige Wirkungskraft, die Sinneseindrücke und andere seelische Erlebnisformen im Leib ermöglicht. In diesem Sinne ist dieser Geist bzw. geistige Seelenteil auch der «Ursprung», also diejenige Kraft, die alle Materie prägt (unter «Materie» wird hier nicht nur im neuzeitlichen Sinne irgendein Stoff verstanden, sondern alles, was von einer Formkraft her eine bestimmte Gestalt annimmt, auch im seelischen Bereich). Der Begriff «leidenslos» bezieht sich auf eine Existenzart, die nicht mehr sinnlichen Eindrücken ausgesetzt ist, sondern sich in geistiger Tätigkeit befindet; in gewisser Weise werden hier also die erlebende und die wirksame Seele kontrastiert.

Wie eingeschoben spricht Aristoteles dann einen grundlegenden erkenntnistheoretischen Satz aus, den er offenbar auch für die Psychologie als gültig betrachtet: «Die wirkliche Wissenschaft ist dasselbe wie der Gegenstand.» Eine Wissenschaft und auch eine wissenschaftliche Psychologie können sich demnach nicht mit einer reinen *Beschreibung* von Wirklichkeit begnügen, sondern sie müssen selbst Wirklichkeit sein können. Die wahre Erkenntnis, der richtige

Begriff der Seele ist im Hinblick auf seelisches Sein nicht nur deskriptiv, sondern ermöglicht dieses seelische Sein auch erst; ähnlich kann der richtige bzw. falsche Begriff meiner selbst meine eigene Existenz begründen, ermöglichen oder auch behindern oder gar verhindern. Gemeint ist also eine Wissenschaft, die auf erkenntnistheoretisch begründeten Wegen Wirklichkeit nicht nur beschreibt, sondern auch hervorbringt – eine gerade für die seelische Existenz außerordentlich bedeutsame wissenschaftliche Maxime! Gegenüber einer solchen «wirklichen Wissenschaft» existiert für Aristoteles noch eine «mögliche Wissenschaft», die zuweilen der «wirklichen» vorangeht: Wissenschaft muss manchmal mit der reinen Beschreibung gegebener Wirklichkeit beginnen, bevor sie im Denken und im Begriff selbst realitätsschaffend werden kann. Aber auch diesen deskriptiven Vorlauf will Aristoteles nicht im Ganzen gelten lassen; offenbar hat er den Eindruck, dass selbst im Hintergrund wissenschaftlicher Beschreibung von Wirklichkeit eine wirklichkeitsschaffende Kraft tätig ist.

«Der Geist denkt nicht zuweilen und zuweilen denkt er nicht.» Die Geistseele, die intellektuelle Seele ist immer tätig; ihre Tätigkeit besteht im Denken, aber sie hat nicht immer ein Bewusstsein davon. In der leiblichen Existenz kann sie das Bewusstsein ihrer Wirklichkeit und Tätigkeit verlieren; ihr fortdauerndes Wesen wird erst nach der Trennung vom Leib (für sie selbst) deutlich; so ist sie «unsterblich und ewig». Dieses unsterbliche Wesen gilt Aristoteles ganz selbstverständlich als Gegenstand der psychologischen Wissenschaft, denn vom nachtodlichen Sein her geblickt erhellt sich die irdisch-leibliche Existenz der Seele, und auch umgekehrt können die leiblich-irdischen Erfahrungen auf die nachtodliche (unsterbliche) Existenz weisen. – Letztlich wird hier eine

Seelenkraft wissenschaftlich thematisiert, die im Hintergrund der leiblichen Existenz des Menschen schaffend tätig ist. Diese seelische Kraft wird unterschieden vom Seelenleben, das sich als leiblich-irdisches Bewusstsein, gleichsam am Leib gespiegelt, für das Selbsterleben des Menschen zeigt.

In der wiedergegebenen Stelle klingt auch schon, zumindest indirekt, an: Nur der geistige Seelenteil, die *anima intellectiva*, bleibt nach dem Tod des Menschen. Weil allein der *intellectus* den Tod überdauert, gibt es keine Erinnerung an die leibgebundene Existenz der vegetativen und der sensorischen (empfindenden) Seele, der *anima vegetativa* und *sensitiva*. Deren Erlebnisse müssten nach dem Tod in irgendeiner Weise erinnerungsfrei in der denkenden (intellektuellen) Seele repräsentiert sein.[84] An die Stelle der Erinnerung müsste dann eine geistige Vergegenwärtigung treten. Der nachtodlich fortexistierende Seelenteil ist «leidenslos», d. h. nicht empfindend, weil die Einbindung in ein leiblich-organisches Geschehen fehlt; der «leidensfähige» Geist bzw. die Seele (beide Begriffe werden nicht definitorisch unterschieden) ist eben aufgrund der Anbindung an den sterblichen Leib «vergänglich». Dass es «ohne diesen» kein «Denken» gibt, heißt an dieser Stelle, dass das Denken unter irdischen Bedingungen von Sinneswahrnehmungen und Empfindungen ausgeht.

Vor allem ist aus dieser zentralen Stelle des dritten Buches *Über die Seele* festzuhalten, dass Aristoteles in seiner Grundlegung der wissenschaftlichen Psychologie ein tätiges und leibschaffendes Seelenleben von demjenigen unterscheidet, das sich dann am leiblichen Organismus selbst ergreift; dass er darüber hinaus die wesentliche Tätigkeit der menschlichen Seele

84 Auf dieses Verhältnis wird später im Zusammenhang mit der mittelalterlichen Psychologie eingegangen.

im Denken sieht und dass er die denkende Tätigkeit der Seele vor und nach dem Tod des Leibes als zentralen Gegenstand von Selbsterkenntnis und wissenschaftlicher Psychologie behandelt.

Existenz nach dem Tod und Individualität

Thomas von Aquin

In der Weiterentwicklung der aristotelischen Psychologie gab es im 13. Jahrhundert schwere Auseinandersetzungen um ein Verständnis dieser und ähnlicher Stellen des Werkes *Über die Seele*.[85] Diese wissenschaftlichen Kontroversen betrafen insbesondere die Frage nach der individuellen oder nicht-individuellen Fortexistenz der menschlichen Seele nach dem Tod; hier unterschieden sich, insgesamt gesehen, die arabische und die christlich-lateinische Aristoteles-Rezeption. In der «mitteleuropäischen» Psychologie wurde, insbesondere durch die Arbeiten des Thomas von Aquin und des Albertus Magnus, eine individualistische Auffassung herausgearbeitet, die im Folgenden näher betrachtet werden soll.

Die Beziehung zwischen dem geistigen Seelenteil, der anima intellectiva bzw. dem intellectus, zur Individualität des

85 Vgl. zu diesem Themenkomplex: Klünker, W.-U. und B. Sandkühler: *Menschliche Seele und kosmischer Geist. Siger von Brabant in der Auseinandersetzung mit Thomas von Aquin*. Stuttgart: Verlag Freies Geistesleben; 1988. – Flasch, K.: *Aufklärung im Mittelalter? Die Verurteilung von 1277*. Mainz: Dieterich'sche Verlagsbuchhandlung; 1989.

Menschen stand im Mittelpunkt der Untersuchungen. Thomas von Aquin (1225-1274) schreibt dazu: «Freilich hat sich bereits seit Langem bei vielen ein Irrtum über den Geist (intellectus) festgesetzt; dieser Irrtum ist ursprünglich von der Lehre des Averroes ausgegangen. Averroes bemüht sich zu erweisen, dass der Geist (intellectus), den Aristoteles als ‹möglichen› (possibilis) Geist … bezeichnet, eine im Hinblick auf das Sein vom Leib geschiedene Wesenheit (substantia) sei und auf keine Weise mit dem Leib als dessen Form (forma) vereinigt werde. Darüber hinaus behauptet Averroes, dass dieser mögliche Geist einer für alle Menschen sei.»[86] Thomas von Aquin möchte also die individualistische Ausrichtung des aristotelischen Seelenbegriffs und damit den psychologischen Begriff der Individualität überhaupt gegenüber Averroes (1126-1198) und seinen Nachfolgern bzw. Interpreten verteidigen. Thomas nennt hier zwei entscheidende Aspekte: die Leibverbindung der denkenden Seele (anima intellectiva bzw. intellectus) als Form des menschlichen (individuellen) Organismus und die Individualität des denkenden Geistes (intellectus).[87]

86 Thomas von Aquin: *Über die Einheit des Geistes gegen die Averroisten, De unitate intellectus contra Averroistas.* Übersetzung, Einführung und Erläuterung von W.-U. Klünker. Stuttgart: Verlag Freies Geistesleben; 1987, S. 21.

87 Auf die in der zuletzt zitierten Stelle angedeutete Unterscheidung zwischen «möglichen» und «wirklichen» intellectus (intellectus possibilis und intellectus agens) kann an dieser Stelle nicht eingegangen werden. Die Differenzierung geht auf Aristoteles zurück und unterscheidet zwischen einer eher adaptiven und einer eher tätigen intellectus-Dimension. Dieser zentrale Topos aristotelischer Psychologie hat eine weite philosophie- und psychologiegeschichtliche Diskussion erfahren; sie wird partiell in der angegebenen Literatur verarbeitet (vgl. Anm. 83 und 84).

Kurz nach dieser Stelle bezieht Thomas die nachtodliche Existenz als Kriterium für die Individualität der menschlichen Seele mit ein: «Nimmt man ... den Menschen die Verschiedenheit des Geistes (intellectus), der offenbar als einziger unter allen Teilen der Seele unvergänglich und unsterblich ist, so folgt daraus, dass nach dem Tod von den Seelen der Menschen nichts anderes fortdauert als die einzige Wesenheit des Geistes (substantia intellectus).»[88] Die anima intellectiva in ihrer Unvergänglichkeit gilt Thomas demnach als selbstverständlicher, ja sogar als grundlegender Aspekt wissenschaftlicher Psychologie. Er fügt gleich anschließend hinzu, dass er in seiner Untersuchung nicht die «Glaubenslehre», sondern die Argumente der Wissenschaft heranziehen wird, also der Philosophie bzw. Psychologie. (Man muss sich bei einer solchen Aussage vor Augen halten, dass Thomas hier die Grundsätze der Spitzenforschung des 13. Jahrhunderts berührt, dass er auch aus der Position einer solchen Spitzenforschung heraus argumentiert. Denn seine Vorgehensweisen und Resultate können in ihrer wissenschaftlichen und zivilisatorischen Bedeutung durchaus mit den Wirkungen heutiger Spitzenforschung, beispielsweise in der Neurophysiologie, verglichen werden.) Die von Thomas nicht genannten *vergänglichen* Seelenteile sind die Lebensseele und die Sinnenseele, *anima vegetativa* und *anima sensitiva*; beide besitzen eine *unmittelbare* Leibbeziehung und teilen damit die Vergänglichkeit des Leibes: die Lebensseele als die belebende Kraft des Organismus, die Sinnenseele als die Formkraft, die die Leibesgrundlage für Empfindung und Sinneswahrnehmung bildet.

Die psychologiegeschichtliche Bedeutung der Schrift des

88 Thomas von Aquin: *Über die Einheit des Geistes* (wie Anm. 84), S. 22.

Thomas besteht auch darin, dass er in einem ausführlichen Referat und Zitat einen, wenn nicht *den* ersten expliziten Ich-Begriff der Geistesgeschichte zur Geltung bringt. Und zwar zieht Thomas an zentraler Stelle den neuplatonischen Denker Themistios (etwa 317-388) heran, der interessanterweise gerade aus seinem neuplatonischen Hintergrund heraus einen entscheidenden Kommentar zu Aristoteles' Schrift *Über die Seele* verfasst hat.[89] Themistios nimmt sogar die erst im deutschen Idealismus konsequent ausgearbeitete Unterscheidung zwischen dem Ich-Sein und dem Sein-für-mich gleichsam vorweg, thematisiert also die substanzielle Bedeutung von Selbsterkenntnis und Selbstbewusstsein für das Ich: « ... so wird auch ein Unterschied zwischen dem Ich-Sein und dem Sein-für-mich bestehen. Das Ich ist aus Möglichkeit und Wirklichkeit zusammengesetzter Geist (intellectus), während das Sein-für-mich aus dem besteht, was in Wirklichkeit ist. Was ich denke und was ich schreibe, schreibt daher zwar aus Möglichkeit und Wirklichkeit zusammengesetzter Geist (intellectus), jedoch schreibt er nicht aufgrund der Möglichkeit, sondern aufgrund der Wirklichkeit; ... Wie demnach ein Unterschied zwischen dem Sinnenwesen und dem Sein für ein Sinnenwesen besteht, das Sein für ein Sinnenwesen aber von der Seele des Sinnenwesens herstammt, so besteht auch ein Unterschied zwischen dem Ich und dem Sein-für-mich. Das Sein-für-mich stammt also von der Seele her, und zwar nicht von der ganzen ... Also stammt das Sein-für-mich einzig von dem hervorbringenden Geist (intellectus) her. ... Und die bis zu diesem Punkt entwickelte Natur hielt nun

89 Die von Thomas veranlasste und zugrunde gelegte lateinische Übersetzung dieser Schrift des Themistios aus dem Griechischen: Thémistius: *Commentaire sur le traité de l'âme d'Aristote*. Traduction de Guillaume de Moerbeke. Édition critique par G. Verbeke. Paris: Louvain; 1957.

inne, als hätte sie nichts anderes und Ehrenvolleres, für das sie sich zur Grundlage machen könnte. Wir sind deshalb tätiger Geist.»[90]

Das Ich ist anima intellectiva bzw. intellectus. Zur «Wirklichkeit» des Ich wird jeweils, was durch Selbsterkenntnis aus der Möglichkeit von Ich-Sein bzw. Ich-Entwicklung realisiert wurde; das Beispiel des wirklich Geschriebenen, das ich aus dem Potenzial meiner Schreibfähigkeit und meiner Denkfähigkeit realisiere, ist schlagend. Die verwirklichte Seele, das Ich, beruht auf der Kraft und auf der Tätigkeit des «hervorbringenden Geistes», des intellectus factivus bzw. activus. Die Natur reicht für Themistios genau bis zu dem Punkt, an dem sie seelisch-leiblich und in den Umgebungsbedingungen die Möglichkeit für diese seelisch-geistige Tätigkeit des Menschen geschaffen hat. Von diesem Augenblick an endet gleichsam die Entwicklung durch die Natur, und Wirklichkeit wird zu einer Wirkung der Ich-Entwicklung des Menschen; das gilt selbst für die früheren Bereiche der Natur (was durch die ökologische Diskussion der letzten Jahrzehnte durchaus deutlich werden kann). – Thomas von Aquin hat also durch den Rekurs auf Themistios Individualität und Ich fest in der Tradition aristotelischer Psychologie und damit wissenschaftsgeschichtlich in der Psychologie überhaupt verankert. Wie wichtig ihm dieses Thema war, zeigt sich u. a. darin, dass er eigens eine griechisch-lateinische Übersetzung von Themistios' «De anima-Kommentar» veranlasst hat (vgl. Anmerkung 87). Bis zu diesem Zeitpunkt standen nur Zweitübersetzungen aus dem Arabischen zur Verfügung.

Schon der hier vereinfacht dargestellte geistesgeschichtliche

90 Aus dem De anima-Kommentar des Themistios (vgl. Anm. 87). Zitiert nach: Thomas von Aquin: *Über die Einheit des Geistes* (wie Anm. 84), S. 54.

Diskurs zur Individualität wirkt zugegebenermaßen kompliziert. Man muss sich jedoch deutlich machen, dass durch die komplexe Rezeptions- und Auslegungsgeschichte der drei Bücher des Aristoteles *Über die Seele* nicht nur die Grundlagen moderner Psychologie, sondern auch die Voraussetzungen für neuzeitliche Ich-Entwicklung entstanden sind. Was zunächst als philosophiegeschichtliche und begrifflich-philosophische Verkomplizierung erscheint, bietet in Wahrheit einen Einblick in die Genese von Ich-Entwicklung. Diese beruht vermutlich darauf, dass zunächst aus den ersten wissenschaftlich-psychologischen Voraussetzungen heraus ein *Begriff des Ich* denkbar wird – und dieser gleichsam vorlaufende Begriff des Ich ermöglicht offenbar in der Folgezeit Ich-Entwicklung in der menschheitlichen und individual-biografischen Wirklichkeit.

Individualität und Leibbezug

Albertus Magnus

Albertus Magnus (1200-1280), der Lehrer des Thomas von Aquin, der seinen Schüler überlebt hat, erweitert die Seelen- und intellectus-Lehre der damaligen Psychologie um wichtige Aspekte. Seine Forschungsperspektive war zwar in der aristotelischen Überlieferung angelegt und ist auch von anderen Autoren thematisiert worden, jedoch nicht in der Zuspitzung und Konsequenz wie bei Albertus. Dieser sieht nämlich eine ursprüngliche, gleichsam «natürliche» Leibbeziehung der

Geistseele oder des intellectus und zugleich einen menschliche Autonomie begründenden Zukunftsbezug: «Wir haben in dem genannten Buch gesagt, dass sich der tätige intellectus auf dreifache Weise mit dem Menschen vereinigt. Auf die eine Weise als *Natur*, die das Sein verleiht; so ist er individuell. Auf eine weitere Weise als eine *Fähigkeit*, durch die die Tätigkeit des Denkens gegeben ist; so ist er eine universelle Kraft. Auf die dritte Weise [vereinigt sich der intellectus mit dem Menschen] als eine Form, die aus vielem Erkanntem angeeignet wird ..., wenn sie [die Menschen] in der Erkenntnis so weit kommen, dass er [der intellectus] in ihnen als Form besteht.»[91]

Das anfangs von Albertus erwähnte «Buch» meint seinen Kommentar zu Aristoteles' drei Büchern *Über die Seele*. Die anima intellectiva bzw. der intellectus verleiht dem Menschen das Sein – als diejenige Formkraft, die im Leib wirksam ist; und im Leib ist der Mensch individuell: Der Leib ist Ausdruck menschlicher Individualität. Hier nimmt Albertus, ohne dass Rudolf Steiner davon Kenntnis hatte, in gewisser Weise die Perspektive von Steiners *Heilpädagogischen Kurs* vorweg; wir werden später darauf zu sprechen kommen, wie dort das Ich als leibbildende Kraft aus dem Denken beschrieben wird. Durch diese leibbildende Kraft des intellectus kommen der Organismus und das Denken bei Albertus nahe zusammen: Während der Mensch durch seine

91 Albertus Magnus: *De intellectu et intelligibili*, I,1,7. Ed. Borgnet, S. 488b-489a (Übersetzung und Ergänzungen in Klammern vom Verf.). Das Werk ist in der kritischen Albertus-Ausgabe (Editio Coloniensis) noch nicht erschienen. – Vgl. zu dieser Stelle Anzulewicz, H.: «Hervorgang – Verwirklichung – Rückkehr. Eine neuplatonische Struktur im Denken Alberts des Großen und Dietrichs von Freiberg». In: Kandler, K.-H. et al. (Hrsg.): *Die Gedankenwelt Dietrichs von Freiberg im Kontext seiner Zeitgenossen*. Freiberg: TUB Freiberg; 2013, S. 240 f.

leibliche Existenz individuell wird, kann er sich im Denken wieder mit dem Allgemeinen, mit der Wahrheit, mit der Objektivität des Seins verbinden – in einer Erkenntnis, die ihn die Wahrheit der Welt individuell erleben lässt, ohne ihn subjektiv in ein nur individuell-persönliches Erleben einzuschließen.

Schließlich beschreibt Albertus eine dritte Verbindung des intellectus mit dem Menschen: dass der Mensch aus seinem Erkenntnisverhalten, d.h. letztlich aus seinem realisierten Interesse an der Welt, eine Art Habitus ausbilden kann, eine «Form». Damit macht sich der Mensch bewusst zur Formkraft seiner selbst. Das von Themistios angesprochene Verhältnis zwischen dem Ich-Sein und dem Sein-für-mich wird immer mehr in ein reines Sein-für-mich überführt; die Bestimmung aus Gegebenem nimmt ab. Die Kraft der intellectus-Seele, die im Denken besteht, beschränkt sich also nicht auf Erkenntnis; denn Erkenntnis gilt hier nicht nur als Abbild von Wirklichkeit, sondern sie schafft Wirklichkeit – und daraus geht hervor, dass der Mensch Schöpfer seiner selbst werden kann. Vielleicht sind es diese schaffenden Impulse aus der Individualität, auf die heute auch der Organismus wartet: Die Formkraft des Ich, die seelische und körperliche Gesundheit bewirken kann, während das Verharren in den alten, mitgebrachten Entwicklungskräften immer stärker an Grenzen von körperlicher und seelischer Krankheit stößt.

Aus der Begriffsbildung des Albertus ergibt sich an dieser Stelle die wichtige Abfolge Natur – Fähigkeit – Form; sie kehrt sich allerdings an einer gewissen Stelle offenbar um. Durch Fähigkeitsbildung des Ich verwandelt (individualisiert) sich dann auch sein Leibbezug. Die «Natur» des Organismus bildet zwar biografisch zunächst die Grundlage der Entwicklung von Fähigkeiten und Formkräften, ist aber von einem gewissen Punkt an darauf angewiesen, durch individuelle Formkräfte aus dem intellectus erneuert, neu vitalisiert zu werden – dann wird die «Fähigkeit» des Ich, sich zu entwickeln, im Hintergrund der Selbstentwicklung zu einer neuen «Form» des Organismus. So entsteht in der Ich-Biografie allmählich eine neue leibliche Lebensgrundlage oder, wenn die entsprechende Entwicklungszukunft nicht eingelöst wird, auch eine individuelle Krankheitsdisposition.

Mit der von Albertus dargelegten «natürlichen» Seinsbegründung durch die anima intellectiva wird ein Grundsatz aristotelischer Psychologie bis in die körperliche Substanz hinein ernst genommen und verständlich. Die Seele ist als Ich-Individualität durch das Denken Formkraft der eigenen Existenz und auch der eigenen Existenzgrundlagen im körperlichen Organismus. Allgemein formuliert lautet diese Beziehung von individueller geistig-seelischer Tätigkeit und Sein: «Wie das Leben für die Lebendigen das Sein ist und das Empfinden das Sein ist für die Empfindenden, so ist das Denken das Sein für die Denkenden.»[92] Das Sein wird von oben her verstanden: Die denkenden Wesen, also die Menschen, existieren aus dem Denken. Das Denken wirkt gewissermaßen nach unten auf die empfindenden Seelenprozesse und auf die Lebensvorgänge – nicht umgekehrt. Es wird gerade nicht davon ausgegangen, dass sich das denkende Sein des Menschen aus dem empfindenden der (Tier-)Seele ent-

92 Lateinischer Text: Albertus Magnus: «De unitate intellectus». Herausgegeben von Alfons Hufnagel. In: *Alberti Magni Opera omnia, tom. XVII, pars I.* Münster: Aschendorff; 1975, S. 13f. (Übersetzung vom Verf., der zusammen mit H. Anzulewicz eine kommentierte lateinisch-deutsche Ausgabe des genannten Werkes erarbeitet hat; sie wird Anfang 2022 im Verlag frommann-holzboog erscheinen.)

wickelt hat. Vielmehr schafft sich das denkende Sein, der intellectus, seine seelische (empfindende) und seine lebendige (organische) Existenzgrundlage. Ähnliches gilt auch für das Verhältnis von Tier und Pflanze: Das Tier wird nicht als «Zusatz» zum Lebensprinzip der Pflanze empfindend, sondern das Empfindungsprinzip des Tieres prägt auch die organische (körperliche) und umgebungsbezogene Lebenssituation des Tieres aus.

Eine solche Psychologie der tätigen Seele, die sich als intellectus-Kraft eigene substanzielle Existenzgrundlagen schafft, gelangt zu einem bestimmten Verhältnis von Selbsterkenntnis, Selbstentwicklung und geistiger Selbstaktivierung. Natürlich bewegen sich die Begriffsbildungen in den historischen Formen des Aristotelismus und des christlichen Mittelalters; natürlich sind weder die wissenschaftlich-methodischen noch die menschenkundlichen Verhältnisse direkt auf heutige Wirklichkeit zu übertragen. Dennoch zeigen sich hier Grundsätze einer wissenschaftlichen Psychologie, die Selbsterkenntnis mit Eigenverantwortung, Freiheit und mit (bis in die Körperlichkeit hinein) gesundendem Entwicklungspotenzial verbindet. Das bedeutet für den Zusammenhang von Selbsterkenntnis und Selbstentwicklung: «Weil jede denkende Natur ihre Notwendigkeit von der ersten Ursache her hat und ihre Möglichkeit von sich selbst, kann sie sich über sich selbst hinaus verwandeln [auf sich selbst wenden: *convertens se super se*]. Bei dieser Verwandlung [oder Wendung] durchdringt das Licht, das von der ersten Ursache herstammt, die Möglichkeit, die [die denkende Natur] in sich selbst besitzt. Deshalb empfängt die Seele, wenn sie sich über sich selbst hinaus verwandelt [wenn sie sich auf sich selbst wendet], einen dritten intellectus. Dieser ist eine Formgebung des tätigen intellectus, der den möglichen durch sein Licht formt, wie das Auge durch das körperliche Licht geformt wird, sodass es sieht.»[93]

Gott, die erste Ursache, begründet die *Notwendigkeit* des Menschen als individuellem, denkendem Wesen. Als «Möglichkeit» existiert der Mensch aber in sich selbst, indem er sich selbst erkennen und entwickeln kann. Dieses Konzept der Selbsterkenntnis beinhaltet bis in die Formulierung hinein die Selbstentwicklung. Der sich selbst entwickelnde und erkennende Mensch kann am Licht der ersten Ursache teilhaben; aus dieser Teilhabe entsteht der «dritte intellectus», nämlich der selbst hervorgebrachte. Dieser ist identisch mit der dritten Weise der Verbindung des intellectus mit dem Menschen, wie sie zuvor besprochen wurde. Der Mensch wird sich selber zu Form, wird zum tätigen intellektuellen Seelenteil, indem er am Licht der ersten Ursache durch Selbsterkenntnis und Selbstentwicklung partizipieren kann. Damit vollzieht der Mensch an sich selbst bewusst das Formungsprinzip, das seinen Organen zugrunde liegt: Das Auge nimmt das Licht nicht nur wahr, sondern es ist bereits durch das Licht geformt, d. h., auch auf der Ebene der Sinneswahrnehmung entsprechen sich Subjekt und Objekt der Erkenntnis. Das Auge sieht nicht einen ihm fremden Gegenstand, den es nur subjektiv abbildet, sondern es nimmt diejenige Substanz wahr und empfindet sie, durch die es selbst gebildet ist: das Licht in all seinen farbigen Abstufungen. Im Auge hat das Licht, haben sich die Farben des Lichtes selbst ein Organ geschaffen, das den Prozess ihres bewussten Erlebens ermöglichen kann. Weder in der denkenden Erkenntnis noch im Empfinden des sinnlich Wahrgenommenen sind erkennendes

93 Lateinischer Text: A.a.O., S. 22 (Übersetzung und Erläuterungen in Klammern vom Verf.).

Subjekt und erkannte Welt getrennt. Der erkennende und erlebende Mensch ist nicht in eine seelische innere Subjektivität eingesponnen, der einer Welt «an sich» gegenübersteht.

Das Sein der Seele nach dem Tod ist Gegenstand wissenschaftlicher Psychologie, zählt sogar zu ihren Ausgangspunkten: «Hier sagen wir nur das, was in gewisser Weise die Natur der Seele zeigt, insofern diese die Seele des Menschen ist und insofern der Mensch ein Sinnenwesen ist, dessen Natur man nicht kennt, wenn man nicht seine Seele hinsichtlich ihrer Entstehung und Natur so wie ihres Zustandes nach dem Tode kennengelernt hat.»[94] Der Mensch ist ein «Sinnenwesen» (animalium) wie auch die Tiere; wenn in der Psychologie nicht die Tierseele, sondern die Menschenseele Gegenstand der Erkenntnis sein soll, dann muss sie untersucht werden im Hinblick auf ihre Entstehung (generatio), im Hinblick auf ihre «Natur», also im Hinblick auf ihr Wesen (natura) und im Hinblick auf ihre nachtodliche Existenz – und genau Letztere unterscheidet sie vom Sein der anderen Sinnen- bzw. Seelenwesen, der Tiere. Der Aspekt ihres Herkommens (generatio) wird 1924 im *Heilpädagogischen Kurs* Rudolf Steiners zu einer entscheidenden menschenkundlichen und therapeutischen Betrachtungsart, wie später verdeutlicht werden soll.

Den nachtodlichen Status der menschlichen Seele untersucht Albertus noch genauer. Ausgangspunkt ist für die mittelalterliche Psychologie, dass nur die anima intellectiva, also die denkende Seele oder Vernunftseele nach der Trennung vom Körper existent bleibt. Was aber wird aus der Lebensseele (anima vegetativa) und der empfindenden Sinnenseele (anima sensitiva)? «Man darf auch nicht ... verstehen, dass die

94 Albertus Magnus: *Über die Natur und den Ursprung der Seele*. Lateinisch-deutsch. Übersetzt und eingeleitet von H. Anzulewicz. Freiburg: Herder; 2006, S. 141.

Vernunftseele nach dem Untergang des Körpers nur in ihrer intellektuellen Natur ohne das vegetative und das sinnenhafte Vermögen besteht, weil ... der Intellekt, insofern er die Form der Seele ist, niemals vom Vegetativen und Sinnenhaften getrennt wird; vielmehr werden umgekehrt jene Vermögen von ihm getrennt. Weil sie nämlich in der Vernunftseele gemäß dem Sein der Vernunftseele und nicht gemäß dem eigenen Sein sind ..., steht fest, dass sie das Fundament des intellektuellen und vernunfthaften Seins sind, und deswegen gibt es keine intellektuelle Natur in der Gattung der Seele ohne das Vegetative und das Sinnenhafte.»[95] Die Seele des Menschen bleibt also als ganze nachtodlich existent. Ihr Lebens- und Empfindungsbereich wird von der denkenden Seele getragen und existiert auch nach dem Tod des Leibes mit dieser weiter fort. Wie bereits erwähnt wurde, bestimmen nicht wie in der heutigen Betrachtungsweise die unteren, leibgebundenen Wesensglieder die geistigen, vielmehr wird genetisch von oben her gedacht: Die denkende Seele formt die empfindende und die lebendige, und deshalb haben Letztere die Möglichkeit, auch nach ihrer Trennung vom Körper mit der denkenden Seele weiterzubestehen. Sie bleiben dann das «Fundament» der intellektuellen Seele, die Grundlage, die sich letztere selbst gebildet hat.

Die Existenz des Menschen wird in der Psychologie nicht dualistisch geteilt; körperliche und geistige Existenz werden nicht in der Weise differenziert, dass sie sich als jeweils ganz anders darstellen. Das Konzept der Seele als Form des Leibes beinhaltet, dass der Leibbezug des intellectus auch nach dem Tod bestehen bleibt – ob und wie er sich allerdings noch einmal realisieren könnte, blieb in der mittelalterlichen Psy-

95 A.a.O., S. 135.

chologie offen. Erst der *Heilpädagogische Kurs* Rudolf Steiners sollte für diesen Untersuchungsbereich aristotelischer Psychologie neue Perspektiven eröffnen. Albertus Magnus äußert an der zuletzt zitierten Stelle die Vermutung, dass die Seele nach dem Tod durch ihren Vernunftprozess, der auf Sinneswahrnehmung «zurückgebogen» (reflexum) sei, mit sinnlich Wahrnehmbarem und damit mit der Empfindungswelt in Verbindung bleibe. Die Seele wird also nachtodlich nicht geistig isoliert; Empfindungen und Lebenserfahrung, die sich mit der Individualität verbunden haben, leben in einer derartig empfindungsbezogen geweiteten Vernunftseele fort.

Empfindung und Gefühl: eine Begriffsklärung

Georg Wilhelm Friedrich Hegel

An diese Tradition der Individualpsychologie schließt Hegel an, wenn er am Ende seiner *Phänomenologie des Geistes* formuliert, das Ich sei «als Einheit des Denkens und der Zeit zu fassen».[96] Ich-Entwicklung erscheint hier als Biografie des Denkens. Was damit genauer gemeint ist, zeigt der kurz darauf folgende Satz: «... Ich ist nicht nur das Selbst, sondern es ist die Gleichheit des Selbstes mit sich; diese Gleichheit aber ist die vollkommene und unmittelbare Einheit mit sich selbst,

96 Hegel, G. W. F.: *Phänomenologie des Geistes*. Frankfurt am Main: Suhrkamp Verlag; 1976, S. 587.

oder dies Subjekt ist ebenso sehr die Substanz. Die Substanz für sich allein wäre das inhaltsleere Anschauen oder das Anschauen eines Inhalts …»[97] Im Denken wendet sich das Ich auf sich selbst; die Gesamtentwicklung des Denkens in der individuellen Biografie kann (idealerweise) zur «Gleichheit des Selbstes mit sich» führen. In dieser Anschauung liegt keine Rationalisierung des Ich-Prozesses, denn Gefühle und Intentionen sind in der «Einheit von Denken und Zeit» repräsentiert. Eine solche Repräsentation im Denken ist keine abstrakte Reflexion oder Erinnerung, sondern die Integration aller Empfindungen, Wahrnehmungen und Intentionen in das sich selbst durchsichtige Selbstgefühl, das für das Ich im Denken gründet. Empfindungen und Wahrnehmungen außerhalb dieses Geschehens unterliegen nicht der Ich-Integration.

Dass in diesem Zusammenhang «Denken» keinen abstrakten Verstandesprozess meint und dass weder Aristoteles noch Hegel eine «Intellektualisierung» der Individualität vornehmen, wird auch an einer Aussage Hegels deutlich, die in engem Zusammenhang mit der aristotelischen Psychologie steht: dass nämlich «nichts gewusst wird, was nicht in der Erfahrung ist, und zwar als gefühlte Wahrheit …».[98] Denken erscheint hier also als eine *Zusammenhangsbildung*, die vom Ich selbst vollzogen wird, indem es sich in seiner biografischen Entwicklung auch für das Selbstbewusstsein mit der Welt verbindet. Der psychologische und psychotherapeutische Rekurs auf das Gefühl hat im 20. Jahrhundert gelegentlich den Blick dafür verstellt, wie eine immer begrifflich-gedankliche Thematisie-

97 A.a.O.

98 A.a.O., S. 585.

rung des Gefühls gerade auf die Gefühlsbildung abstrahierend und intellektualisierend wirken kann. Demgegenüber meint die Beziehung von Denken und Ich bei Aristoteles und Hegel stets eine aktive und erlebte Selbst-, Welt- und Menschenbeziehung. Die oben wiedergegebene Aussage Hegels zum Verhältnis des mit sich selbst identischen Selbstes zur Substanz macht klar, dass die im Denken gefühlte Beziehung des Ich zu sich selbst die Welt mit einbezieht. Ein solches Selbstgefühl ist insofern wirklich, als es sich nur innerhalb der Welt und in Beziehung zur Welt im Denken realisieren kann. Das Ich sieht sich nicht in «inhaltsleerem Anschauen» subjektiv erlebend einer ihm fremden, objektiven Außenwelt gegenüber.

In seiner «Geschichte der Philosophie» kann Hegel im Hinblick auf Aristoteles formulieren: «Denn die Wirksamkeit des Gedankens ist Leben.»[99] Gleich darauf folgt, jede Ich-Isolation überwindend: «Das Wahre ist die Einheit des Subjektiven und Objektiven und darum weder das eine noch das andere, wie sowohl das eine als das andere.»[100] Damit ist auf die Grundlage einer Ich-Psychologie gewiesen: «Nur im Denken ist wahrhafte Übereinstimmung des Objektiven und Subjektiven vorhanden; das bin ich.»[101] In dieser Einstellung sah Hegel die Seele als eine Resonanzwirklichkeit des Ich zwischen Leib und Geist (wobei Letzterer als «Denken des Denkens»[102] aufzufassen ist). Psychotherapie bzw. Psychiatrie erschienen Hegel vom Leib oder vom Geist her möglich, gleichsam als Wirkung auf die Seele von «unten» oder von «oben». Seelische Krankheit liegt im sich verhärtenden

99 Hegel, G. W. F.: *Vorlesungen über die Geschichte der Philosophie II.* Frankfurt am Main: Suhrkamp Verlag; 1977, S. 163.

100 A.a.O.

101 A.a.O., S. 165.

102 A.a.O., S. 163.

Selbstgefühl der Individualität. «Der Geist ist frei und darum für sich dieser Krankheit nicht fähig. ... Deswegen ist sie eine Krankheit des Psychischen, ungetrennt des Leiblichen und Geistigen; der Anfang kann mehr von der einen oder der anderen Seite auszugehen scheinen, und ebenso die Heilung.»[103] Das freie Selbstgefühl der Individualität besteht darin, «sich in sich selbst zu unterscheiden und zum Urteil in sich zu erwachen».[104] Im Selbstgefühl individualisieren sich die «besonderen Gefühle» in ihrem «Subjekt». «Das Subjekt als solches setzt dieselben als seine Gefühle in sich. Es ist in diese Besonderheit der Empfindungen versenkt, und zugleich schließt es ... sich darin mit sich als subjektivem Eins zusammen. Es ist auf diese Weise Selbstgefühl – und ist dies zugleich nur im besonderen Gefühl.»[105]

Im Selbstgefühl integrieren sich also alle einzelnen Gefühle. Die Empfindungen verdichten sich zum «Urteil», zu einem Empfindungsurteil, durch das sich die Individualität im Gefühl ihrer selbst bewusst wird. Diese Selbstidentifikation besteht wesentlich darin, sich als Subjekt aller einzelnen Gefühle empfinden zu können. So ist auch die Formulierung zu verstehen, dass das Subjekt die Gefühle «in sich» setze: Die Individualität identifiziert alle einzelnen Empfindungen, Wahrnehmungen, Erlebnisse als *ihre* Gefühle und konstituiert sich damit als empfindendes Wesen, als Subjekt des Gefühls. Dieses ist in seiner Empfindung «versenkt», erlebt also nicht in jedem Gefühl, jeder Wahrnehmung sich selbst – dennoch wird jeder Eindruck von dem Selbstgefühl begleitet und in ihm integriert. Das Selbstgefühl bezieht sich

103 Ders.: *Enzyklopädie der philosophischen Wissenschaften III.* Frankfurt am Main: Suhrkamp Verlag; 1983, S. 161.

104 A.a.O., S. 160.

105 A.a.O.

damit nicht redundant auf sich selbst, sondern es erlebt sich im einzelnen Gefühl, in der einzelnen Wahrnehmung und damit in der Verbindung zur Welt – und nicht im isolierten seelischen Innenraum, nur subjektiv Welt abbildend. Das «besondere Gefühl», von dem Hegel spricht, ist die Repräsentanz der Welt oder des anderen Menschen in der empfindenden Individualität, die sich selbst im Selbstgefühl als die Welt erlebendes Wesen hervorbringt. Ein Bewusstsein dieser Selbstkonstitution der fühlenden Individualität kann das Ich nur im Denken erlangen. Das Denken aber erkennt den Zusammenhang der Gefühle im Selbstgefühl und ist daher als Wahrheitsgefühl empfindungsgestützt – es deutet nicht die einzelnen Gefühle im Selbstgefühl. Damit bleibt die Empfindung gegenüber dem Denken frei, und das Denken braucht sich nicht als gefühlsdeutende Macht der Empfindung fremd gegenüberzustellen.

Hegels Begriff der Empfindung, des Selbstgefühls und des Denkens stellt menschheitsgeschichtlich einen entscheidenden Schritt in der Entwicklung der Ich-Psychologie dar. Die menschenkundlichen und therapeutischen Konsequenzen seiner Perspektive wären noch zu erarbeiten; es kann aber schon jetzt festgehalten werden, dass Hegel den Empfindungsraum des denkenden Ich innerhalb der aristotelischen Psychologie-Tradition konkretisieren konnte. Die Psychologie des deutschen Idealismus gehört zu demjenigen Strom der Entwicklung von psychologischer Wissenschaft, der hier betrachtet werden soll und aus dem heraus der spezifische Ansatz des *Heilpädagogischen Kurses* Rudolf Steiners verständlich werden kann.

Nachtodlich wird vorgeburtlich

Rudolf Steiner

Der *Heilpädagogische Kurs* Rudolf Steiners vom Juni 1924, eine Reihe von zwölf Vorträgen zur therapeutischen Menschenkunde und ihrer Praxis, steht – bewusst oder nicht intendiert – in der skizzierten Tradition aristotelisch-psychologischer Wissenschaft. Steiner nimmt an keiner Stelle des Kurses explizit Bezug auf Aristoteles, die Psychologie des Mittelalters oder auf Hegel. Dennoch geben die Inhalte und Betrachtungsweisen der Vorträge unschwer ihre Beziehung zu der hier dargelegten psychologisch beschriebenen Überlieferung zu erkennen, wenn man sie in dieser Perspektive überprüft. Die wissenschaftshistorische Erschließung des *Heilpädagogischen Kurses* steht noch aus; sie erscheint auch deshalb als unbedingtes Desiderat, weil in der Vortragsreihe anthropologische, psychologische, medizinische und psychiatrisch-psychotherapeutische Grundlagen entwickelt werden, die weit über den Bereich der Heilpädagogik hinaus Bedeutung besitzen. Es handelt sich um einen umfassenden menschenkundlich-therapeutischen Neuansatz aus Anthroposophie – wobei die heute mögliche Anknüpfung an den psychologischen Aristotelismus zeigen kann, dass der *Heilpädagogische Kurs* auf den Erkenntnisgrundlagen der aristotelischen Tradition beruht und in keiner Weise «okkulten» Quellen entstammt.

Anhand einer solchen Betrachtung kann darüber hinaus deutlicher werden, warum Rudolf Steiner wiederholt an die Psychologie Franz Brentanos angeknüpft hat, obwohl er dessen psychologischen Ansatz als verfehlt charakterisierte.[106] Franz Brentano war nämlich im 19. Jahrhundert ein wichtiger Repräsentant aristotelischen und thomistischen Denkens und auch der Psychologie des Aristoteles (ohne dass sich Brentanos eigener psychologischer Ansatz direkt von Aristoteles ableiten ließe).[107] Es kann vermutet werden, dass Rudolf Steiner an diese jahrtausendealte psychologische Tradition anschließen wollte, gerade auch in einer Zeit, in der die Psychoanalyse entwickelt wurde. Steiner betrachtete die von ihm entwickelte anthroposophische Geisteswissenschaft als eine *Wissenschaft* im engeren Sinne, die sich jederzeit aus der wissenschaftsgeschichtlichen Entwicklung begründen ließ. Innerhalb der anthroposophischen Bewegung selbst wurde diese Intention Rudolf Steiners zu seinen Lebzeiten und auch später zu wenig wahrgenommen. Auch deshalb ist die wissenschaftliche Anknüpfung und Begründung der Anthroposophie kaum ins öffentliche Bewusstsein getreten, während vermutete «okkulte» oder «esoterische» Bezüge überbetont wurden. Für den psychologischen und therapeutischen Bereich soll die Einbettung der Anthroposophie in die wissenschaftliche und geistesgeschichtliche Entwicklung im Folgenden exemplarisch angedeutet werden.[108]

106 Insbesondere in der Schrift *Von Seelenrätseln* (1917).

107 Zu den aristotelischen Wurzeln des Denkens Franz Brentanos vgl. beispielsweise seine beiden Schriften: *Aristoteles und seine Weltanschauung* (1911); sowie: *Aristoteles' Lehre vom Ursprung des menschlichen Geistes* (1911).

108 In seiner fragmentarischen Autobiografie spricht Rudolf Steiner rückblickend von seiner wissenschaftlichen Intention kurz nach der Wende zum 20. Jahrhundert: «So strebte ich darnach, in der Anthroposophie die objektive Fortsetzung der Wissenschaft zur Darstellung zu bringen, nicht etwas Subjektives neben diese Wissenschaft hinzustellen. – Dass gerade dieses Streben zunächst nicht verstanden wurde,

Die wissenschaftlich-psychologische Tradition des Aristotelismus gründete, wie oben mehrfach erwähnt, die Erkenntnis von Ich-Individualität auf die Einbeziehung nachtodlicher Existenz in die psychologische Untersuchung; zur Psychologie als Wissenschaft gehörte also eine solche «übersinnliche» Betrachtungsart. Das Denken als Untersuchungsinstrument richtete sich dabei auf das Denken des Denkens als Selbstkonstitution des Ich – Subjekt und Objekt der Untersuchung kamen also zur Identität. Dass dabei die Untersuchungsmethode nicht allein deskriptiv vorgehen konnte, sondern psychologische Wissenschaft gleichsam an der Ich-Konstitution mitarbeitete, wurde bereits dargelegt. Über zweieinhalb Jahrtausende hatte kein Repräsentant der Wissenschaft Zweifel an der Wissenschaftlichkeit eines solchen Vorgehens; das sollte sich im 19. Jahrhundert ändern. Angesichts dieser Situation hielt es Rudolf Steiner offenbar für notwendig, die wissenschaftliche Tradition aristotelischer Psychologie gerade in ihrem geistesgeschichtlichen Niedergang wahrzunehmen und, jetzt in neuer Weise, an sie anzuknüpfen, sie menschenkundlich und therapeutisch «zukunftsfähig» auszugestalten.

Zu dieser Anknüpfung und Ausgestaltung gehörte ein Übergang: von der Nachtodlichkeit der Ich-Existenz in der aristotelischen Überlieferung zur Vorgeburtlichkeit des Ich. Mit einer solchen Ich-Psychologie, und zwar gerade in der Bezugnahme auf das Denken als Grundlage der Ich-Existenz, beginnt der *Heilpädagogische Kurs*. Das vorgeburtliche Denken des Ich wird als wirkende Kraft neu in die Psychologiegeschichte eingebracht. Betrachtet man diesen Schritt vor dem

ist ganz selbstverständlich. Man hielt eben Wissenschaft mit dem abgeschlossen, was vor der Anthroposophie liegt ...» (Steiner, R.: *Mein Lebensgang* (GA 28). Dornach: Rudolf Steiner Verlag; 2000, S. 410 f.)

Hintergrund der selbstverständlichen nachtodlichen Perspektive in der gesamten aristotelischen Tradition, so erscheint er in keiner Weise «okkult» oder aus nicht diskursfähigen Erkenntnisvoraussetzungen gewonnen. Es kann sich sogar der Eindruck ergeben, darin läge ein nächster konsequenter Entwicklungsschritt wissenschaftlicher Psychologie: «Man muss nämlich, bevor man auf die Erde heruntersteigt, den menschlichen Organismus ganz genau kennen, sonst kann man nicht recht hineinsteigen in den ersten sieben Jahren und ihn nicht recht umwandeln. Und was man also erwirbt an Wissen in Bezug auf die innere Organisation zwischen dem Tod und einer neuen Geburt, das ist etwas ganz Unermessliches gegenüber dem bissel von Wissen, das heute die Physiologie oder Histologie von außen her erwerben. ... Aber dieses Wissen, das wir da haben, das dann untertaucht in den Körper und daher vergessen wird, weil es untertaucht, das wendet sich nicht durch die Sinne nach der Außenwelt. Dieses Wissen, das ist etwas unermesslich Großes.»[109]

Das Denken, das im letzten Erdenleben durch Erfahrungen der Außenwelt ausgebildet wurde, hat sich in der letzten nachtodlichen Existenz des Ich zu einer inneren Formkraft der Individualität entwickelt. Aus dieser Formkraft des Denkens heraus baut die Individualität vorgeburtlich den Organismus der Folgeinkarnation auf; und sie arbeitet während der Erdenexistenz aus der Formkraft des Denkens heraus weiter an der Entwicklung und Gesundung des eigenen Organismus. Zu der aristotelischen Tradition der Psychologie, die den Gesichtspunkt der «Seele als Form des Leibes» (anima forma corporis) kannte, wird also die organismuswirksa-

109 Steiner, R.: *Heilpädagogischer Kurs* (GA 317). Dornach: Rudolf Steiner Verlag; 1995, S. 20, (1. Vortrag, 25. Juni 1924).

me vorgeburtliche Formkraft des Denkens hinzugefügt. Bei Krankheitstendenzen der Organe gilt, dass der Organismus an den entsprechenden Stellen «leer ist von den formenden Gedanken».[110] Das vorgeburtliche Denken des Ich bildet die gesamte leibliche Existenz aus, aber es schafft sich im Gehirn und im Nerven-Sinnes-System einen «Spiegelungsapparat», an dem es sich dann während des Erdenlebens allmählich selbst bewusst werden kann.

Interessanterweise unterscheidet Rudolf Steiner in dieser Darstellung das «eigentliche» Seelenleben, das aus der formenden Gedankenkraft heraus das Gehirn und das Nerven-Sinnes-System bildet, von dem nur «symptomatischen» Seelenleben, das als bewusstes Erleben durch die Bewusstseinsorgane Gehirn und Sinnes-Nerven-System entsteht. Eine umfassende Menschenkunde und eine wirksame Therapie müssten an der formenden Kraft des «eigentlichen» Seelenlebens, also an der leibbildenden Gedankenkraft des Ich ansetzen. «... so haben wir einen Teil des wirklichen Seelenlebens in den Gedanken. Und diese Gedanken, die wir aus dem allgemeinen Weltenäther herausnehmen, die bilden uns vorzugsweise unser Gehirn und im weiteren Sinne unser Nerven-Sinnes-System. Das ist das lebendige Denken, das bildet uns das Gehirn zum Abbauorgan ...»[111] Gehirn und Nerven bewirken substanzielle Abbauprozesse, im Unterschied zum aufbauenden Stoffwechsel der Verdauungsorgane. Im Gehirn- und Nervenprozess werden lebendige Vorgänge «gestoppt»: «Und diese Nerven bekommen dadurch, dass sie in dieser Weise vom lebendigen Denken bearbeitet werden, bekommen dadurch, dass sie fortwährend ertötet werden,

110 A.a.O., S. 33, (2. Vortrag, 26. Juni 1924).

111 A.a.O., S. 30.

eine Fähigkeit, die der Spiegelungsfähigkeit ähnlich ist. Dadurch bekommen sie die Fähigkeit, dass sich durch sie die Gedanken ... spiegeln, und dadurch entsteht das subjektive Denken, das oberflächliche Denken, das nur in Spiegelbildern besteht ...»[112] Eine wirkungsvolle therapeutische Menschenkunde muss über das «oberflächliche», d. h. gespiegelte Seelenleben hinausblicken können und hinter seinen organischen Grundlagen die eigentlich wirksamen Denkkräfte erkennen: «Wir werden also dadurch, dass wir das lebendige Denken in uns wirkend tragen, fähig gemacht, der Welt unser Sinnes- und Nerven-System entgegenzustellen, die Eindrücke, die im umliegenden Äther leben, in Spiegelbildern zu erzeugen und in unser Bewusstsein zu schmeißen.»[113]

Die Psychologie steht demnach vor der Aufgabe, vom seelischen Spiegelbild zu der sich spiegelnden Wirklichkeit der Seele, zum tätigen Ich in seiner organbildenden Kraft überzugehen. Dieser wissenschaftliche Übergang hängt im Sinne des *Heilpädagogischen Kurses* wesentlich davon ab, das angesprochene Verhältnis von seelischem Bewusstsein und dahinter wirksamer tätiger Ich-Kraft genauer zu bestimmen. Damit ist ein völlig neues psychologisches Aufgabenfeld gestellt, das für Diagnose und Therapie bisher nicht einbezogene Perspektiven eröffnet. Welche Dimensionen therapeutischer Wirksamkeit damit angesprochen sind, kann man sich verdeutlichen, indem man sich die Chancen spürbar verdeutlicht, die mit einem Übergang der Diagnose in den Bereich wirksamer Lebenskräfte verbunden sind. Damit wären die Intentionen einer fast als 2500-jährigen Geschichte psychologischer Wissenschaft für die Gegenwart zu verwirklichen oder, um die

112 A.a.O., S. 31.
113 A.a.O.

Worte Rudolf Steiners und Franz Brentanos zu verwenden, die «Hoffnungen» eines Platon und eines Aristoteles zu erfüllen.[114]

Der *Heilpädagogische Kurs* gibt konkrete Fingerzeige zur Einlösung dieses Anspruchs: Es geht um die genauere Bestimmung des Verhältnisses von Bewusstsein und Sein, von bewusstem Erleben und unbewusstem Lebensprozess in der menschlichen Existenz. Wenn Bewusstseins- bzw. Erlebensvorgänge die Lebensprozesse überlagern, kommt es zu psychischen oder körperlichen Krankheitsbildern, die mit dem Begriff Überformung belegt werden können. Umgekehrt führt ein Zuviel von Lebensprozessen gegenüber individuellen Bewusstseinsprozessen zu Entformungen im Organgeschehen oder im Seelenleben. Die erste Krankheitsrichtung bezeichnet Rudolf Steiner in Anlehnung an eine ältere Terminologie als Epilepsie, die zweite als hysterischen Symptomkomplex. Konkreter kann auf Grundlage der anthroposophischen Menschenkunde formuliert werden, dass die Berührung von Bewusstsein und Sein, von Erleben und Leben in der Begegnung von Äther-(Lebens-)Organisation und Astral-(Empfindungs- oder Erlebens-)Organisation stattfindet. Auf der Seite des Bewusstseins gliedert sich an die seelische Astralorganisation das denkende Ich an, auf der Seite des Lebens gehört zur ätherischen Organisation die von ihr belebte physische.

114 «Solch eine Seelenkunde wird wiederum erfüllen können die Hoffnungen, wie sie Brentano nannte, der Seelenforscher, der aber nicht zur Erfüllung dieser Hoffnungen kam, die Hoffnungen von Plato und Aristoteles, dass wir durch die Seelenkunde etwas wissen können über das Beste unseres Wesens, das übrig bleibt, wenn die irdische sterbliche Hülle verfällt.» (Steiner, R.: «Der geisteswissenschaftliche Aufbau der Seelenforschung». In: Ders.: *Die Ergänzung heutiger Wissenschaften durch Anthroposophie* (GA 73). Dornach: Rudolf Steiner Verlag; 1973, S. 285, (Vortrag vom 10. Oktober 1918).

Das Ich zeigt sich so als Integrationspunkt von Bewusstsein und Leben und wird damit zur tätigen Kraft in seelischer und organischer Bildung. Leibliche und seelische Existenz fallen nicht mehr auseinander, sondern können unter dem Gesichtspunkt der formenden (Gedanken-)Kraft des Ich völlig neu aufeinander bezogen werden. Das Hereinnehmen der (in der aristotelischen Wissenschaft vorausgesetzten) nachtodlichen und der (im *Heilpädagogischen Kurs*) neu gewonnenen vorgeburtlichen Perspektive ermöglicht der Psychologie, auch den Leib und die Arbeit am Organismus als Faktoren der Ich-Entwicklung menschenkundlich und therapeutisch zu berücksichtigen.

Psychologie: Einbindung oder innere Isolation

«Die Art und Weise, wie sich ... die Ich-Organisation und der astralische Leib im Wachzustande im physischen Leib und Ätherleib verhalten, muss richtig angesehen werden, wenn man überhaupt einen realen Begriff über sogenannte Geisteskranke haben will. Es ist unerlässlich, dass man diese Eingliederung des astralischen Leibes und des Ich in den physischen Leib und ätherischen Leib ihrem Wesen nach kennt, wenn man überhaupt einen vernünftigen Gedanken fassen will über eine sogenannte Geisteskrankheit.»[115] Das Gesagte gilt auch für Organkrankheiten, wenn man sie von der Formkraft des Ich her betrachtet. Astralorganisation und Ich repräsentieren

115 Steiner, R.: *Heilpädagogischer Kurs* (wie Anm. 109), S. 43, (3. Vortrag, 27. Juni 1924).

die Bewusstseinsseite, ätherische Organisation und physischer Leib die (nicht bewusste) Lebensseite; beide Seiten begegnen sich, indem sich gewissermaßen «in der Mitte» Astralorganisation und ätherische Organisation berühren. Die Berührung von Äther- und Astralorganisation in der Mitte seelisch-leiblicher Existenz des Menschen umfasst den Kontakt bewusster Seelenprozesse nach «innen», also zu den unbewussten elementaren Lebensprozessen des eigenen Organismus.

Aber auch die Beziehung zu äußeren Lebensprozessen ist angesprochen: Im dritten Vortrag des Heilpädagogischen Kurses wird dargelegt, wie Astralorganisation und Ich in die äußeren Elemente eingegliedert sind. Das Verhältnis des Menschen zur Welt ist, ähnlich wie dasjenige zu seinem Organismus, unter dem Gesichtspunkt einer geisteswissenschaftlichen Ich-Psychologie gesehen auch ein entwicklungsgeschichtliches. Das vorgeburtliche Denken bewirkt als formende Kraft maßgeblich den Leibaufbau; diese vorgeburtliche Fähigkeit des Ich hängt wiederum davon ab, welche Beziehung das Ich in der letzten Inkarnation zur Welt herstellen konnte. Das alltägliche Welterleben, die Verbindung beispielsweise mit der Natur, wird nach dem Tod zu einer inneren Kraft des Ich. Diese innere Kraft, ein Selbsterleben an der äußeren Welt der vorangegangenen Inkarnation, bildet die Ich-Form zur Organgestaltung. Mit anderen Worten: Mein Weltinteresse, mein Weltbezug, mein Welterleben werden nachtodlich zu einem inneren Selbsterleben, das später die Grundlage der äußeren Existenz für die nächste Inkarnation schafft, den eigenen Leib. «Denken Sie, irgendein Zivilisationszeitalter sperre die Menschen ein in Räumen, halte sie darinnen vom Morgen bis zum Abend so, dass sie kein Interesse haben können für die Außenwelt. ... Und wenn ein Mensch mit diesem Abgeschlossensein durch den Tod geht und in die geistige Welt wenig Vorbedingungen hineinbringt, um in dieser geistigen Welt ... den menschlichen Organismus kennenzulernen, aufzunehmen, so kommt ein solcher Mensch, wenn er heruntersteigt auf die Erde, mit einer geringeren Kenntnis (des Organismus) herunter als einer, der sich (in der vorangegangenen Inkarnation) einen freien Blick für seine Umgebung erworben hat. ... Denn wenn sie nur einen Tag durch die Welt gehen und sie genauer anschauen, so ist das schon die Vorbedingung für die Erkenntnis des Inneren des Menschen. Außenwelt im Erdenleben ist geistige Innenwelt im außerirdischen Leben.»[116]

Hier wird das alte aristotelische Grundprinzip der Psychologie, die Seele als Form des Leibes (anima forma corporis), konkretisiert, indem die Beziehung des Ich zum Leib entwicklungsgeschichtlich gefasst und auch die Beziehung zur Außenwelt einbezogen wird. Das schaffende Denken, das die Beziehung des Ich zum Leib darstellt, ist eine Wirkung der früheren Verbindung mit der Welt; diese wird nachtodlich zu einem Innenerleben, das seinerseits vorgeburtlich den Leibaufbau ermöglicht: Außen und innen sind nicht mehr zu trennen. Ein solcher Ansatz ermöglicht es, aus der Psychologie selbst heraus ein psychologisches Bild der Seele zu überwinden, das das «subjektive» Innenerleben der Welt gegenüberstellt und damit funktionell das individuelle Erleben gegenüber einer «objektiven» Wirklichkeit isoliert – schon im Gedankenansatz mit der Gefahr behaftet, das eigene Erleben depressiv bzw. tendenziell autistisch als «bloßes» Innensein zu überschätzen oder aber auch zu unterschätzen. Im *Heilpädagogischen Kurs* werden nun Erleben und Welt, existenzielle «subjektive» Bedeutung und weltbezogene Wahrheitsgeltung neu verbunden, mit Wirkungen bis in das Selbsterleben des Menschen hinein.

116 A.a.O., S. 20 f., (1. Vortrag, 25. Juni 1924).

Auch diese Betrachtungsart ist im psychologischen Aristotelismus des Mittelalters vorgeprägt. Beispielsweise kann Albertus Magnus davon sprechen, dass das menschliche Ich in der Erkenntnis den Ort für das Erkannte bildet; die Pflanze, die ich erkenne, steht also nicht an irgendeinem Ort, ohne dass sie ein Mensch je zu sehen brauchte; erst als wahrgenommene, erlebte und erkannte Pflanze kommt sie wesenhaft zu sich selbst. In Sinneswahrnehmung, Erleben und Erkennen sind Welt und Mensch nicht getrennt – eine Welt ohne den Menschen ist nicht vorstellbar. Im Denkbezug, also im intellectus, verbinden sich Welt und Mensch: «Deshalb hat dieser Intellekt keinen materiellen Bezug, sondern ist vielmehr der Ort der erkennbaren Wesensarten ...»[117] Das notwendige ontologische Verhältnis zwischen Welt und Mensch, das Rudolf Steiner zufolge bis in die Leibgestaltung hinein wirksam wird, ist von Aristoteles in seiner *Metaphysik* in die Worte gefasst worden: «Und überhaupt würde, wenn nur das sinnlich Wahrnehmbare existiert, nichts existieren, wenn keine beseelten Wesen da wären; denn es fehlte die Wahrnehmung.»[118] Damit wird jede Zufälligkeit in der Beziehung von Welt und Mensch aufgehoben und der Mensch aus der psychologisch immer möglichen Isolation gegenüber der Welt befreit; zugleich wird dabei der immer auch drohende Gedanke einer Existenz von Welt ohne den Menschen ausgeschlossen. Der konsequent weiterentwickelte psychologische Aristotelismus kann die der Psychologie latent inhärente Gefahr der Isolation menschlichen Innenlebens überwinden.

Zusammenfassend formuliert Rudolf Steiner: «Mit al-

117 Albertus Magnus: *Über die Natur und den Ursprung der Seele* (wie Anm. 94), Freiburg: Herder; 2006. S. 101.

118 Aristoteles: *Metaphysik III*, 5. Übersetzt und erläutert von E. Rolfes. Buch I–VII. Leipzig: Felix Meiner; 1904, S. 96.

len Kräften der Erde, mit der ganzen physischen Welt steht unsere menschliche Organisation in Beziehung, und zwar in direkter unmittelbarer Beziehung, nicht in indirekter Beziehung.»[119] Aus dieser Haltung kann als diagnostisches Mittel ein objektives Mitleid entwickelt werden, eine Empfindung, die wahrheits- und handlungsfähig ist. Ein solches «tiefes Mitleid», das die Erkrankung zum «objektiven Bild» werden lässt, setzt für den Erzieher, der im *Heilpädagogischen Kurs* zunächst angesprochen wird, aber auch für den Diagnostiker und Therapeuten voraus, dass er «erzieherisch auf seinen Astralleib», also auf seine eigene seelische Verfassung wirkt.[120] Und damit gelangt man zum eigentlichen therapeutischen Mittel, zur eigentlichen therapeutischen Kraft, denn schließlich kann nur diejenige Ich-Kraft heilend sein, die ich in mir selber hervorgebracht habe; man bemerkt dann, «wie stark es von Belang ist, wie man als Erzieher selbst ist» (oder selbstverständlich auch als Therapeut).[121]

Psychologie und Zukunft

Die neue Wissenschaft des Ich müsste ihrem Gegenstand angemessen sein, d. h., es würde sich dabei um eine Psychologie handeln, die in sich selber Ich-Kraft entstehen lässt. Damit ist die Deskription gegebener seelischer Situation überwunden; die Begriffe der Psychologie selbst können eine ich-hafte

119 Steiner, R.: *Heilpädagogischer Kurs* (wie Anm. 109), S. 45, (3. Vortrag, 27. Juni 1924).

120 A.a.O., S. 35, (2. Vortrag, 26. Juni 1924).

121 A.a.O.

Formkraft generieren, für das Seelenleben, für die Biografie und schließlich auch für die Gesundung des Leibes. So würde die Psychologie selbst bereits in ihren menschenkundlichen Grundlagen eine therapeutische Kraft entwickeln, jenseits ihrer «Anwendung». Das Denken über das Ich hätte in sich eine gewisse hygienisch-therapeutische Kraft und würde helfen, die Folgeschäden von nicht ich-fähigen Ansätzen zu überwinden, die über Jahrzehnte wie selbstverständlich «gedacht» und auch gelebt wurden. Zudem könnte eine neue, also zukunftsfähige Einbindung des menschlichen Ich nach «oben» möglich werden: auf wissenschaftlicher Grundlage die geistigen Bezüge des menschlichen Ich neu zu denken, ähnlich wie es der Wissenschaft (nicht der Religion!) des Mittelalters möglich war, die Beziehung des Menschen zu höheren Hierarchien bzw. zum Engel begrifflich ohne weltanschauliche Voraussetzungen zu fassen.[122]

Es bliebe zu fragen, ob ein Entwicklungsbegriff des Ich, der nicht an den Grenzen von Tod und Geburt haltmacht, nicht per se «lösende», «erlösende» und damit befreiende Wirkungen auf die Selbsterkenntnis und das Selbsterleben ausüben könnte. Eine solche Psychologie und Psychotherapie wären in der Lage, Entwicklung aus der Zukunft zu denken und nicht nur vergangenheitsbegründet. Der nächste kleine freie Schritt kann das gesamte Verhältnis zu meiner Vergangenheit grundlegend verändern.[123] Für die zwischenmenschliche Dimension könnte eine solche Psychologie erfassen,

122 Vgl. zu einem «wissenschaftlichen» Verhältnis zur geistigen Welt: Klünker, W.-U.: «Wesen hinter dem Denken». In: *Die Drei*, Nov. 2014, S. 7-23.

123 Zur menschenkundlichen Bedeutung des Reinkarnationsgedankens vgl.: Klünker, W.-U.: *Die Empfindung des Schicksals. Reinkarnation und Karma im 21. Jahrhundert*. Stuttgart: Verlag Freies Geistesleben; 2011.

dass ich mich vom anderen Menschen miterlebt erleben können muss, um mir neue Weltbereiche erschließen zu können. Auch das Kind lernt nicht, indem es einfach «Erfahrungen» an der Welt macht, sondern allein dadurch, dass es sich von mir als begleitendem Erwachsenen in seinem neuen Welterleben mitempfunden erlebt. Ich kann mir kein neues Bild im Museum ansehen, wenn ich nicht im seelischen Hintergrund, vielleicht ohne je darüber zu sprechen, das Empfinden haben kann, dass im Prinzip irgendein anderer Mensch, irgendein anderes Wesen dieses neue Welterleben, das ich an dem Bild entwickele, miterleben kann.

Menschliches Mitempfinden und Welterschließung gehören zusammen; denn umgekehrt kann keine zwischenmenschliche Beziehung, keine Empfindung für einen anderen Menschen auf Dauer bestehen und sich weiterentwickeln, wenn wir uns nicht in einem sich entwickelnden, interessegeleiteten Weltbezug (um nicht zu sagen Erkenntnis- und Wahrheitsbezug) begegnen können. Ein solches, von der aristotelischen Psychologie und auch beispielsweise vom deutschen Idealismus vorbereitetes Verständnis der Subjekt-Objekt-Beziehung wäre in der Psychologie erst noch zu erarbeiten. Dazu würde gehören, sich zu verdeutlichen, dass heute Begriffe, Erkenntnisse, inhaltliche Zusammenhänge nicht mehr rein gedanklich oder erfahrungsbezogen, sondern nur noch durch das mitempfindende Erleben anderer Menschen erschlossen werden können. Mit anderen Worten: Ein Begriff, eine Wahrheit wird mir nicht mehr allein gedanklich und inhaltlich zugänglich, sondern nur dadurch, dass ich empfinden kann, was ein anderer daran erlebt. Und auch hier gilt wieder umgekehrt: Ich kann mir nicht allein emphatisch verdeutlichen, was ein anderer Mensch empfindet; zu einem «objektiven Mitleid» gehört, dass ich sein Erleben auf einen Erkenntnisbegriff bringen kann, der wiederum als Wahrheitsgefühl für mich selber erlebbar wird – aber aus dem Denken heraus, denn sonst ist auch hier nicht die Ich-Ebene zu erreichen. Dieses Denken ist nicht abstrakt, sondern wirkt als seelen-, leib- und wirklichkeitsschaffende Kraft.

Eine solche Ich-Psychologie könnte gerade im wissenschaftlichen Rekurs auf das Denken als dem unterscheidenden seelischen Element gegenüber dem Tier eine neue Beziehung zum Tier begründen. Der Mensch, der lernt, in Anknüpfung an die formende Kraft des Denkens und der Begriffe sich seelisch und schließlich auch leiblich neu zu konstituieren; der sich auch vor die Aufgabe gestellt sieht, neues seelisches Erleben in sich hervorzubringen, weil die gegebene Empfindung in sich immer weniger tragfähig sein kann – dieser Mensch ist zunehmend auch in der Lage, für das Tier zu erkennen, was es nötig hat, um sich «am eignen Dasein freudig wärmen» zu können (nach einer Formulierung Rudolf Steiners).[124] Denn auch ich muss wieder lernen, mich «am eignen Dasein freudig zu wärmen», und gerade diese seelische Not macht den Blick frei für die Situation des Tieres. Man könnte sogar vermuten, dass aus der Ich-Position, die heute am neuen eigenen Seelendasein arbeitet, die zukünftigen Entwicklungsbedürfnisse des Tieres abgelesen werden können. Denn vielleicht ist die Tierseele an einer Entwicklungsgrenze angelangt, an der sie auf neue seelische Impulse aus dem ich-geschaffenen Seelenleben des Menschen wartet. Sich darauf sensibel einzustellen, das ist sicher auch eine Form des vorhin erwähnten «objektiven Mitleids», gerade in einer zeitgeschichtlichen Situation skandalöser Massentierhaltung.

124 Steiner, R.: *Esoterische Unterweisungen für die erste Klasse der Freien Hochschule für Geisteswissenschaft* (GA 270a, Bd. I). Dornach: Rudolf Steiner Verlag; 1992, S. 184.

Zudem kann aus einer Psychologie, die sich verdeutlicht hat, dass die Natur nicht ohne den Menschen und der Mensch nicht ohne Natur zu denken und existenzfähig wäre, auch ein neues ökologisches Bewusstsein für die Pflanzenwelt hervorgehen. Denn erst das Denken, das Lebendiges nicht nur abbildet und abtötet (abstrahiert), sondern das sich in seiner schaffenden Kraft als Grundlage alles Lebendigen erkennt, bemerkt umfassend seine Verantwortung für die Weiterentwicklung des Pflanzendaseins, der lebendigen Natur. «Das Werk der Natur ist das Werk der Denkkraft» (opus naturae est opus intelligentiae): Auch dieses Axiom gehört in den Kontext des psychologischen Aristotelismus.[125] Die Aussage ist neu zu verstehen, wenn in einer zukünftigen psychologischen Wissenschaft deutlich wird, dass für den Menschen das Erleben der Natur zur inneren Ich-Entwicklungskraft, zur Formkraft zukünftiger Existenz und Leiblichkeit werden kann – heute sicherlich auch bereits in der gegenwärtigen Inkarnation wirkend. Damit könnte die Psychologie die Seele aus ihrer, auch durch die Psychologie und Psychotherapie des 20. Jahrhunderts etablierten, Innensicht und aus dem damit konstituierten Innensein befreien; Psychologie kann zum Ausgangspunkt einer neuen Welteinbindung werden, in der die Seele vom Ich her wirklichkeitsbefreundet und erlebnisfähig wird. Dieses Erleben hebt in einem ästhetischen Prozess den inneren Berührungspunkt von Seele und Natur ins Bewusstsein. Die Natur zeigt dann für das Selbsterleben des Ich ihre individuelle Seite: auch als ein

125 Vgl. beispielsweise Albertus Magnus: *De unitate intellectus* (wie Anm. 92), S. 16 f; Nikolaus von Kues: Compendium lateinisch – deutsch. Hrsg. von Bruno Decker und Karl Bormann. Hamburg: Felix Meiner; 1970, S. 46 f.

neues Empfinden für die im Organismus wirksamen Selbstheilungskräfte.[126]

Schließlich vermag eine Psychologie, deren Verständnis des Seelenprozesses das Tier und deren Verständnis des Lebensprozesses die Pflanzenwelt der Ich-Existenz zu integrieren vermag, auch eine Beziehung zum nachtodlichen Sein aufzuweisen. Hier ist dann nicht von Glaubensgehalten, religiöser Tradition oder tröstlicher Subjektivität die Rede, sondern wiederum von wirklichkeitsgestaltenden Begriffen. Denn das Ich kann sich für die Existenzphase nach dem Tod als ein Wesen verstehen lernen, das (ätherisch) das Leben umfasst, das irdisch von der Pflanze repräsentiert wird und das (astral) in der Seelendimension mitlebt, die irdisch im Tier anzuschauen ist. Daneben könnte diese Psychologie einen Ausgangspunkt für individuelle geistige Übungswege bilden, wie sie in dem vorliegenden Buch angeregt werden sollten: das eigene Leben auch als Chance zu begreifen, sich auf ein Sein nach diesem Leben bewusst und eigenverantwortlich vorzubereiten.

Anzuknüpfen wäre diese persönliche geistig-seelische Vertiefung beispielsweise an das Motiv, das letztlich die gesamte Entwicklung der wissenschaftlichen Psychologie implizit oder explizit bewegt hat: dass das Ich als diejenige geistige Kraft, die den eigenen Organismus hervorbringen konnte, auch nicht leibgetragen existieren und sich auf einen weiteren leiblichen Bildeprozess vorbereiten kann. Das wäre die individuelle Einlösung des ursprünglichen Axioms der psychologischen Wissenschaft «anima forma corporis» – die

126 Das ästhetische Erleben des Ich ermöglicht eine neue Verbindung mit der Natur und kann damit – auch ökologisch betrachtet – zu einer echten Entwicklungskraft für die Natur werden. Näheres dazu: Wolf-Ulrich Klünker: «Die Kunst wird zur Ich-Form der Wirklichkeit». In: *Anthroposophie 260* (Ostern 2015).

Seele als Form und Entwicklungsprinzip des Leibes. Dieses Axiom musste sich offenbar seit dem 19. Jahrhundert auch durch seine Umkehrung geschichtlich manifestieren, indem der Körper als seelenbildende Kraft aufgefasst wurde und wird – vielleicht zukünftig als ein notwendiges historisches Durchgangsstadium auf dem Weg zu einer Psychologie des Ich zu erkennen. Denn ein existenziell vertiefter Begriff von Ich-Individualität setzt wohl voraus, diese gegenwärtige Existenz im Leib einmal als einzigartig und unabdingbar erlebt zu haben.

Verwendete und weiterführende Literatur

Alanus ab Insulis: *Predigten zum Jahreslauf.* Herausgegeben und übersetzt von B. Sandkühler. Stuttgart: Verlag Freies Geistesleben; 1998.

Albertus Magnus: «De unitate intellectus». Herausgegeben von A. Hufnagel. In: *Alberti Magni Opera omnia, tom. XVII, pars I.* Münster: Aschendorff; 1975.

Albertus Magnus: *Über die Natur und den Ursprung der Seele.* Lateinisch-deutsch. Übersetzt und eingeleitet von H. Anzulewicz. Freiburg: Herder; 2006.

Albertus Magnus: *De unitate intellectus.* Übersetzung von W.-U. Klünker; eingeleitet und kommentiert von H. Anzulewicz und W.-U. Klünker (erscheint Anfang 2022 im Verlag frommann-holzboog).

Anzulewicz, H.: «Hervorgang – Verwirklichung – Rückkehr. Eine neuplatonische Struktur im Denken Alberts des Großen und Dietrichs von Freiberg». In: Kandler, K.-H. et al. (Hrsg.): *Die Gedankenwelt Dietrichs von Freiberg im Kontext seiner Zeitgenossen.* Freiberg: TUB Freiberg; 2013, S. 227-242.

Arendt, H.: *Zwischen Vergangenheit und Zukunft.* München: Piper; 1994.

Aristoteles: *Metaphysik III,* 5. Übersetzt und erläutert von E. Rolfes. Buch I-VII. Leipzig: Felix Meiner; 1904.

Aristoteles: «Über die Seele, 3. Buch». In: Ders.: *Vom Himmel. Von der Seele. Von der Dichtkunst.* Übersetzt und herausgegeben von O. Gigon. München: dtv; 1983.

Bauer, J.: *Das Gedächtnis des Körpers.* München: Piper; 2013.

Bühler, W.: *Der Leib als Instrument der Seele.* Stuttgart: Verlag Freies Geistesleben; [12]1993.

Dekkers, A.: *Psychotherapie der menschlichen Würde.* Stuttgart: Verlag Freies Geistesleben; 2012.

Denger, J. (Hrsg:): *Individualität und Eingriff. Zur Bioethik: Wann ist ein Mensch ein Mensch?* Stuttgart: Verlag Freies Geistesleben; 2005.

Dörner, K. et al.: *Irren ist menschlich – Lehrbuch der Psychiatrie und Psychotherapie.* Wunstorf: Psychiatrie-Verlag; [23]2015.

Dürr, H.-P.: *Wir erleben mehr, als wir begreifen.* Freiburg: Herder; 2001.

Eadie, B. J.: *Licht am Ende des Lebens*. München: Knaur; 1994.
Ende, M.: «Gedanken eines zentraleuropäischen Eingeborenen». In: Gehlen, R. und B. Wolf (Hrsg.): *Der gläserne Zaun – Aufsätze zu Hans-Peter Dürrs «Traumzeit»*. Frankfurt am Main: Syndikat; 1983, S. 15-23.
Fintelmann, V.: *Intuitive Medizin – Anthroposophische Medizin in der Praxis. Grundlagen – Indikationen – Therapiekonzepte*. Stuttgart: Hippokrates Verlag; [5]2007.
Fischer, E.P.: *Das genetische Abenteuer*. Düsseldorf: my favourite book; 2001.
Flasch, K.: *Aufklärung im Mittelalter? Die Verurteilung von 1277*. Mainz: Dieterich'sche Verlagsbuchhandlung; 1989.
Foucault, M.: *Psychologie und Geisteskrankheit*. Frankfurt am Main: Suhrkamp; 1968.
Freisleder, F. J.: *Anders als die Anderen*. München: Piper; 2014.
Freud, S.: *Psychologie des Unbewussten*. Frankfurt am Main: S. Fischer; [7]1994.
Freud, S.: *Die Traumdeutung*. Hamburg: Nikol; 2011.
Freud, S.: *Das Ich und das Es*. Frankfurt am Main: Fischer; 2011.
Freud, S.: *Jenseits des Lustprinzips*. Studienausgabe Bd.3. Frankfurt am Main: S. Fischer; 2000.
Frielingsdorf, V. et al. (Hrsg.): *Geschichte der anthroposophischen Heilpädagogik und Sozialtherapie*. Dornach: Verlag am Goetheanum & Athena Verlag; 2013.
Fromm, E.: *Haben oder Sein*. München: dtv; [37]2011.
Fuchs, T.: *Das Gehirn – ein Beziehungsorgan*. Stuttgart: Kohlhammer; [3]2010.
Gabriel, M.: *Ich ist nicht Gehirn. Philosophie des Geistes für das 21. Jahrhundert*. Berlin: Ullstein; 2015.
Girke, M.: *Innere Medizin. Grundlagen und therapeutische Konzepte der anthroposophischen Medizin*. Berlin: Salumed-Verlag; [2]2012.
Goethe, J.W.: *West-östlicher Divan*. Frankfurt am Main: Insel Verlag; 1974.
Goethe, J.W.: *Das Märchen von der grünen Schlange und der schönen Lilie*. Stuttgart: Verlag Freies Geistesleben; [13]2011.
Görnitz, Th. und B. Görnitz: *Die Evolution des Geistigen: Quantenphysik – Bewusstsein – Religion*. Göttingen: Vandenhoeck und Ruprecht; 2008.
Grimm, R. et al. (Hrsg.): *Kompendium der anthroposophischen Heilpädagogik*. München: Ernst Reinhardt Verlag; 2008.
Heisenberg, W.: *Der Teil und das Ganze*. München: Piper; 1969.
Heller-Roazen, D.: *Der Innere Sinn. Archäologie eines Gefühls*. Frankfurt am Main: S. Fischer; 2012.

Hillringhaus, F. H.: *Brücke über den Strom*. Schaffhausen: Oratio; 2014.
Jaspers, K.: *Allgemeine Psychopathologie*. Berlin, Heidelberg: Springer; 1923/1946.
Jaspers, K.: *Was ist Erziehung? Ein Lesebuch*. München: Deutscher Taschenbuch Verlag; 1981.
Jehle, M.: *Psychose und souveräne Lebensgestaltung. Erfahrungen langfristig Betroffener mit Gemeindepsychiatrie und Selbstsorge*. Bonn: Psychiatrie Verlag; 2007.
Karnieli, S.: *Wer sich bewegt, kommt zu sich selbst*. Basel: Futurum; 2013.
Klünker, W.-U.: *Selbsterkenntnis der Seele. Zur Anthropologie des Thomas von Aquin*. Stuttgart: Verlag Freies Geistesleben; 1990.
Klünker, W.-U.: *Alanus ab Insulis, Entwicklung des Geistes als Michael-Prinzip*. Stuttgart: Verlag Freies Geistesleben; 1993.
Klünker, W.-U.: *Selbsterkenntnis und Selbstentwicklung. Zur psychotherapeutischen Dimension der Anthroposophie*. Stuttgart: Verlag Freies Geistesleben; ²2003.
Klünker, W.-U.: *Die Antwort der Seele. Psychologie an den Grenzen der Ich-Erfahrung*. Stuttgart: Verlag Freies Geistesleben; 2007.
Klünker, W.-U.: *Die Empfindung des Schicksals. Biographie und Karma im 21. Jahrhundert*. Stuttgart: Verlag Freies Geistesleben; 2011.
Klünker, W.-U.: «Wesen hinter dem Denken». In: *Die Drei*, Nov. 2014, S. 7-23.
Klünker, W.-U. und B. Sandkühler: *Menschliche Seele und kosmischer Geist. Siger von Brabant in der Auseinandersetzung mit Thomas von Aquin*. Stuttgart: Verlag Freies Geistesleben; 1988.
Köhler, H.: *Schwierige Kinder gibt es nicht*. Stuttgart: Verlag Freies Geistesleben; ⁸2014.
Kytzler, B.: *Platons Mythen*. Frankfurt am Main: Insel Verlag; 1997.
Laotse: *Das Buch vom Sinn und Leben. Tao Te-King*. Wiesbaden: Marix; ⁴2010.
Lievegoed, B.: *Der Mensch an der Schwelle*. Stuttgart: Verlag Freies Geistesleben; ⁶2012.
Lommel, P. v.: *Endloses Bewusstsein*. Ostfildern: Patmos; 2009.
Meulen, J. van der: *Mittendrin – Anthroposophie hier und jetzt*. Stuttgart: Urachhaus; 1997.
Moody, R. A.: *Das Licht von Drüben*. Reinbek: Rowohlt; 1989.
Nadolny, S.: *Die Entdeckung der Langsamkeit*. München: Piper; ³⁹2005.
Nietzsche, F.: *Jenseits von Gut und Böse*. München: Deutscher Taschenbuch Verlag; 2010.

Nikolaus von Kues: *Compendium lateinisch – deutsch*. Hrsg. von B. Decker und K. Bormann. Hamburg: Felix Meiner; 1970.

Plutarch: «Über das E in Delphi; Über die eingegangenen Orakel». In: Ders.: *Über Gott und Vorsehung, Dämonen und Weissagung*. Eingeleitet und neu übertragen von K. Ziegler. Zürich, Stuttgart: Artemis; 1952.

Poe, E.A.: *Tales of mystery and imagination, everyman*. London; 1997.

Poe, E.A.: *Ein Sturz in den Malstrom*. Göttingen; Wallstein; 2011.

Prokofieff, S. O.: *Das Rätsel des menschlichen Ich*. Dornach: Verlag am Goetheanum; 2013.

Reiner, J.: *In der Nacht sind wir zwei Menschen. Arbeitseinblicke in die anthroposophische Psychotherapie*. Stuttgart: Verlag Freies Geistesleben; 2012.

Reiner, J.: *Sieben Schritte der Selbstwerdung - Inspirationen für die Psychotherapie*. Stuttgart: Verlag Freies Geistesleben; 2019.

Schiller, H.: «Brücke und Tor in einem – Das Ich». In: *Anthroposophie weltweit*, 7-8 (2015), S. 10-11.

Schmitt, A.: *Die Moderne und Platon: Zwei Grundformen europäischer Rationalität*. Stuttgart, Weimar: J. B. Metzler; [2]2008.

Schott, H. und R. Tölle: *Geschichte der Psychiatrie*. München: C. H. Beck; 2006.

Schulte-Markwort, M.: *Burnout-Kid*. München: Pattloch Verlag; 2015.

Sloterdijk, P.: *Du musst dein Leben ändern*. Frankfurt am Main: Suhrkamp; 2009.

Staemmler, F.-M.: *Das dialogische Selbst. Postmodernes Menschenbild und psychotherapeutische Praxis*. Stuttgart: Schattauer; 2015.

Steiner, R.: *Geisteswissenschaft und Medizin* (GA 312). Dornach: Rudolf Steiner Verlag; 1976.

Steiner, R.: *Die Geheimwissenschaft im Umriss* (GA 13). Dornach: Rudolf Steiner Verlag; 1985.

Steiner, R.: *Die Ergänzung heutiger Wissenschaften durch Anthroposophie* (GA 73). Dornach: Rudolf Steiner Verlag; 1987.

Steiner, R.: *Heilpädagogischer Kurs* (GA 317). Dornach: Rudolf Steiner Verlag; 1990.

Steiner, R.: *Esoterische Unterweisungen für die erste Klasse der Freien Hochschule für Geisteswissenschaft* (GA 270a, Bd. I). Dornach: Rudolf Steiner Verlag; 1992.

Steiner, R.: *Anweisungen für eine esoterische Schulung* (GA 245). Dornach: Rudolf Steiner Verlag; 1993.

Steiner, R.: *Die Philosophie der Freiheit* (GA 4). Dornach: Rudolf Steiner Verlag; 1995.

Steiner, R.: *Die Geheimnisse der Schwelle* (GA 147). Dornach: Rudolf Steiner Verlag; 1997.

Steiner, R.: *Der Mensch im Lichte von Okkultismus, Theosophie und Philosophie* (GA 137). Dornach: Rudolf Steiner Verlag; 1999.

Steiner, R.: *Mein Lebensgang* (GA 28). Dornach: Rudolf Steiner Verlag; 2000.

Steiner, R.: *Grundlinien einer Erkenntnistheorie der Goetheschen Weltanschauung mit besonderer Rücksicht auf Schiller* (GA 2). Dornach: Rudolf Steiner Verlag; 2003.

Steiner, R.: *Stichwort Meditation*. Dornach: Rudolf Steiner Verlag; 2010.

Steiner, R.: «Votum ‹Zur Psychiatrie› vom 26. März 1920». In: Ders.: *Physiologisch-Therapeutisches auf Grundlage der Geisteswissenschaft* (GA 314). Dornach: Rudolf Steiner Verlag; 1989, S. 262-270.

Steiner, R.: *Anthroposophische Leitsätze* (GA 26). Dornach: Rudolf Steiner Verlag; 2013.

Steiner, R. und I. Wegman: *Grundlegendes für eine Erweiterung der Heilkunst nach geisteswissenschaftlichen Erkenntnissen* (GA 27). Basel: Rudolf Steiner Verlag; 2014.

Steiner, R.: *Kritische Ausgabe (SKA). Band 7: Schriften zur Erkenntnisschulung*. Hrsg. u. komm. v. Chr. Clement. Stuttgart, Bad Cannstatt: frommann-holzboog; 2015.

Stern, D. N.: *Der Gegenwartsmoment*. Frankfurt am Main: Brandes und Apsel Verlag; 2005.

Tellenbach, H.: *Psychiatrie als geistige Medizin*. München: Verlag für angewandte Wissenschaften; 1987.

Thémistius: *Commentaire sur le traité de l'âme d'Aristote*. Traduction de Guillaume de Moerbeke. Édition critique par G. Verbeke. Paris: Louvain; 1957.

Thomas von Aquin: *Über die Einheit des Geistes gegen die Averroisten, De unitate intellectus contra Averroistas*. Übersetzung, Einführung und Erläuterung von W.-U. Klünker. Stuttgart: Verlag Freies Geistesleben; 1987.

Treichler, M.: *Sprechstunde Psychotherapie*. Stuttgart: Urachhaus; 1993.

Treichler, M., Fintelmann, V., Reiner, J.: *Die Seele war von Anfang an dabei – der umfassende Grundgedanke der Anthroposophischen Medizin*. Frankfurt am Main: Info 3 Verlag; 2020.

Treichler, M., Reiner, J.: *Anthroposophie-basierte Psychotherapie – Grundlagen, Methoden, Indikationen, Praxis*. Berlin: Salumed Verlag; 2019.

Treichler, R.: *Die Entwicklung der Seele im Lebenslauf.* Stuttgart: Verlag Freies Geistesleben; 1995.

Unger, C.: *Aus der Sprache der Bewusstseinsseele.* Stuttgart: Verlag Freies Geistesleben; 2007.

Vinzens, A.: *Lasst die Kinder spielen.* Stuttgart: Verlag Freies Geistesleben; 2011.

Zajonc, A.: *Aufbruch ins Unerwartete. Meditation als Erkenntnisweg.* Stuttgart: Verlag Freies Geistesleben; [2]2014.

Zumdick, W.: *Der Tod hält mich wach. Joseph Beuys – Rudolf Steiner: Grundzüge ihres Denkens.* Dornach: Pforte Verlag; [3]2006.

Über die Autoren

Wolf-Ulrich Klünker: Begründer der DELOS-Forschungsstelle für Psychologie (Eichwalde bei Berlin), Leiter der Turmalin-Stiftung (Rondeshagen bei Lübeck); Professor für Philosophie und Erkenntnisgrundlagen der Anthroposophie an der Alanus Hochschule (Alfter). Forschung, Publikation und Lehrtätigkeit auf den Gebieten Psychologie, therapeutische Menschenkunde und Individualitätsentwicklung; neuerdings vor allem zum Verhältnis von Substanz und Denken (Mistelprojekt mit der Firma Sonett).

Johannes Reiner: Psychiater und Psychotherapeut in Stuttgart. 2019 Gründung des Instituts Anthroposophie-basierte Psychotherapie IAbP und Entwicklung des Konzeptes Anthroposophie-basierte Psychotherapie AbP® (zusammen mit Markus Treichler) www.anthropsych.de. 2008 Gründungsvorstand der Deutschen Gesellschaft für Anthroposophische Psychotherapie DtGAP.

Maria Tolksdorf: Geboren in Freiburg, war nach erfolgreichem Studium der Germanistik und Sportwissenschaft zunächst als Lehrkraft tätig. Nach der Ausbildung zur Kinder- und Jugendlichen-Psychotherapeutin war sie verantwortliche Psychotherapeutin der Jugendstation der psychosomatischen Abteilung des Gemeinschaftskrankenhauses Havelhöhe. Heute ist Maria Tolksdorf praktizierende Psychotherapeutin für Kinder und Jugendliche mit Praxis in Berlin-Mitte.

Roland Wiese: Sozialtherapeut und Supervisor; Mitbegründer des Umkreis e.V., Verein für soziale Hilfen, Horstedt; geisteswissenschaftliche und therapeutisch-menschenkundliche Forschung, Projektentwicklung, individuelle Beratungen, Supervision.

Fachliche Leitung der Gesellschaft für soziale Hilfen (GESO), Sozialpsychiatrische Einrichtung im Landkreis Rotenburg/Wümme.